# 夜 尿 症
## Nocturia

主　编　许克新
主　审　王建业　廖利民
编　者　许克新　北京大学人民医院
　　　　张维宇　北京大学人民医院
　　　　熊　杰　北京大学人民医院
　　　　刘献辉　北京大学人民医院
　　　　王焕瑞　北京大学人民医院
　　　　王　起　北京大学人民医院
　　　　朱　琳　北京大学人民医院
　　　　王明瑞　北京大学人民医院
　　　　陈　潇　北京大学人民医院

U0256699

北京大学医学出版社

YENIAOZHENG

图书在版编目（CIP）数据

夜尿症 / 许克新主编 . —北京：北京大学医学出版社，2022.1

ISBN 978-7-5659-2541-2

Ⅰ.①夜… Ⅱ.①许… Ⅲ.①泌尿系统疾病－诊疗 Ⅳ.① R69

中国版本图书馆 CIP 数据核字（2021）第 247689 号

**夜尿症**

主　　编：许克新

出版发行：北京大学医学出版社

地　　址：（100191）北京市海淀区学院路 38 号　北京大学医学部院内

电　　话：发行部 010-82802230；图书邮购 010-82802495

网　　址：http://www.pumpress.com.cn

E - m a i l：booksale@bjmu.edu.cn

印　　刷：中煤（北京）印务有限公司

经　　销：新华书店

责任编辑：高　瑾 董　梁　　责任校对：靳新强　　责任印制：李　啸

开　　本：880 mm×1230 mm　1/32　　印张：3.625　　字数：106 千字

版　　次：2022 年 1 月第 1 版　2022 年 1 月第 1 次印刷

书　　号：ISBN 978-7-5659-2541-2

定　　价：20.00 元

# 序一

夜尿症是一种非常普遍但常被忽视的良性疾病，发病率高，可以导致睡眠障碍、抑郁、情绪障碍、摔倒和骨折等，严重影响患者的生活质量。另外，夜尿症的核心诊断工具排尿日记临床应用并不广泛，病理生理机制复杂多样，这些都造成了临床上对夜尿症不够重视，诊断与治疗不够规范。对我国泌尿外科医师及45岁以上的患者进行的调查问卷显示，绝大部分医师不能区分夜尿症与夜间多尿，有40%的医师认为夜尿症仅仅是膀胱过度活动症（OAB）和良性前列腺增生症（BPH）的一个临床症状；而且，患者往往不是以夜尿症为第一主诉就诊；绝大部分泌尿外科医师也不会针对夜尿症进行单独治疗，往往是通过治疗OAB及BPH来缓解患者的夜尿症状；许多患者对于治疗后夜尿症状的改善并不满意。通过这项诊疗情况调查我们可以管中窥豹，发现即便是专科医师对于夜尿症的危害、分型、规范诊疗的认知仍存在较大空白，需要进一步改善及提升。

随着广大患者对于提高睡眠质量及生活质量的需求增强，临床医师从主要解决器质性问题为导向转至兼顾器质性与功能性问题。越来越多的泌尿外科医师以及患者会逐渐意识到夜尿症潜移默化的影响及危害，但这仍然是一项艰巨且长远的任务，需要功能泌尿外科领域的专家潜心研究，以及尿控学组的不断推广。许克新教授主编的《夜尿症》一书正是在这一背景下完成的。期待此书可以为一线临床医师提供详细的夜尿症诊疗指导，并以此为契机，推进国内泌尿外科临床医师对夜尿症更深入的认知和更规范的诊疗。最后，由衷祝贺《夜尿症》的出版，并诚挚地推荐本书。

王建业

# 序二

　　功能泌尿外科学是泌尿外科学一个新兴的分支学科，主要涉及下尿路功能障碍及其相关疾病的基础研究与临床诊治，也是泌尿外科学较为复杂的领域之一。随着人口老龄化的进展，功能性疾病成为影响老年人群生活质量的一个重要问题。夜尿症是功能泌尿外科领域的重要问题，但其病理生理机制有待进一步探究，临床治疗效果也有待进一步提高。

　　夜尿症可以严重影响人们的生活质量。根据我国 2015 年的一项研究，中国 18 岁以上成年人夜尿 1 次以上的患病率为 57.5%，夜尿 2 次以上的患病率达 24.7%。由此可见，夜尿症是一种常见症候群，而频繁的夜间排尿会严重干扰睡眠，影响人们的身心健康，降低生活质量及幸福感。

　　许克新教授主编的《夜尿症》，是国内首部此方面的专著。该书全面详细地阐述了夜尿症的病因、病理生理机制，以及诊断和治疗，也包括了夜尿症相关研究的最新进展，有助于增强泌尿外科学界对此病的关注，并提高广大泌尿外科医生对夜尿症的诊治水平。祝贺许克新教授完成此书，相信此书会受到广大临床医生的欢迎。

廖利民

# 前　言

　　夜间睡眠期间由于排尿而被唤醒称为夜尿症，它的主要危害是影响睡眠质量，而睡眠在人类生活中，占据了很重要的地位。每天 24 小时中，睡眠有 8 小时左右，即占据一天时间的 1/3。在人的一生中，睡眠不仅可以消除疲劳，而且在睡眠过程中身体必要的物质又重新获得补充，以保证有足够的精力进行日常活动和工作。人的生命始自睡眠，睡眠是自然界赐予人类最聪明、最完美的摄生方法。我们要维持身体的健康，就必须使睡眠和活动交相更替，以取得平衡。睡眠是大脑暂时性休息过程，是一种保护性抑制；人体的免疫系统在睡眠过程中得到某种程度的修整和加强。

　　有研究表明，影响睡眠的主要因素包括紧张、焦虑、失眠、夜尿等。而夜尿症是影响睡眠的最常见、最重要的因素。在 50 岁以上的成人中，夜尿症占影响睡眠原因的 67%。夜尿症也是下尿路症状中对生活质量影响最大的症状。

　　2018 年，夜尿症临床诊疗中国专家共识编写组发表了《夜尿症临床诊疗中国专家共识》，首次全面阐述了夜尿症的定义、病因、诊断与治疗。但由于篇幅所限，无法全面阐述夜尿症详细的病因、病理生理机制、诊治等更深入具体的内容。本书是国内首部有关夜尿症的专著，对夜尿症的各个方面进行了更为详细清晰的解读。感谢各位编者辛勤的付出，感谢北京大学医学出版基金的支持，使得本书能与读者见面。期待本书能对夜尿症患者、不同专业的医生，尤其是泌尿外科医生和老年科医生有所帮助。

许克新

# 目 录

# 第一章
# 夜尿症的概述

## 第一节　下尿路症状及夜尿症的定义

下尿路症状（lower urinary tract symptom，LUTS）包括储尿期症状，即膀胱储存尿液功能异常而出现的相关症状；排尿期症状，即患者排尿功能异常而出现的症状；和排尿后症状，即排尿结束后出现的症状[1]。

夜尿症归为下尿路症状中储尿期症状的一部分。2002年，国际尿控协会（International Continence Society，ICS）将其定义为在夜间醒来一次或一次以上的排尿行为。2012年[2]，ICS将夜尿症定义为由于排尿的需要而致睡眠过程一次或多次的中断。每次排尿之前和之后均为睡眠状态。

2018年，ICS对夜尿症的定义更新为主要睡眠期因排尿而被唤醒，每次排尿前后均为睡眠状态或意图睡眠。主要睡眠期为从入睡到第二"天"打算起床的间期。夜间定义为从个体上床意图睡觉到第二"天"决定起床不再睡觉为止，取决于个体的睡眠周期而非太阳的活动周期[3]。

病因和困扰程度并不包含在夜尿症的定义中。如果某人因伴侣夜间睡眠时打鼾，或者由于夜间的噪声而于晚上醒来，醒来后有排尿，那么根据定义，这属于夜尿症。然而，这并非病理性夜尿症，也就是该定义没有考虑是否存在病理状态。

目前夜尿症的定义也不包括困扰程度以及对生活质量（quality of life，QoL）的影响。研究表明，只有在晚上起床两次或以上，夜尿症才会对患者造成明确的困扰[3]。因此，对患者的生活质量造成影响的夜尿症，才是需要临床诊治的夜尿症。

夜尿症需要满足一些公认的标准。包括：①每次排尿前后必须是睡眠时间，即在计算夜尿次数时不包括晨尿；②与睡眠或意图睡眠时间有关，而非在床上度过的时间，即不包括上床后入睡之前的排尿或排尿后未继续睡眠或未意图继续睡眠[4]。

如果一个人在睡前上床读书，其间排尿后返回床上，随后入睡，这属于夜间尿频而不是夜尿，因为夜尿必须是排尿前后均为睡眠或意图睡眠的状态[5]。然而，如果在夜晚入睡后，在凌晨醒来排尿然后再回到床上睡觉，那么这就是夜尿症。

# 第二节  下尿路症状相关的名词

## 一、储尿期症状

**1. 尿频**  白天排尿次数过多（≥7次）。

**2. 尿急**  突发、强烈、难以被推迟的排尿感觉。

**3. 尿失禁**  尿液由尿道不自主地漏出。

**4. 夜尿**  睡眠期间需要起夜1次或多次去排尿。

## 二、排尿期症状

**1. 尿流慢**  尿流速度变小。

**2. 排尿间断**  在排尿期间尿流一次或多次中断和开始。

**3. 排尿踌躇**  启动排尿困难，导致排尿延迟。

**4. 排尿费力**  启动、维持或增大尿流所需要的肌肉力量增加。

**5. 排尿滴沥**  在排尿的最后阶段时尿流减慢，出现细流、滴沥。

## 三、排尿后症状

**1. 膀胱排空不完全**  排尿后感受到的未完全排空尿液的感觉。

**2. 排尿后滴沥**  当排尿结束后随即出现尿液的非自主漏出。

# 第三节 夜尿症相关的名词

夜尿症需要依赖排尿日记来确定[6]。在未记录排尿日记的情况下诊治夜尿症是不可能的，一般建议记录 3 天以上的排尿日记。

**1. 夜间** 从个体上床意图睡觉到第二"天"决定起床不再睡觉为止，取决于个体的睡眠周期而非太阳的活动周期。

**2. 夜间尿量** 个体在主要睡眠期产生的总尿液量，包括主要睡眠期后的第一次排尿。在计算夜尿次数时，不包括晨尿，因为晨尿后没有继续睡眠。然而，在计算夜间尿量时，需要计算晨尿，因为是夜间产生的尿液储存在膀胱中。每个睡眠周期的夜间尿量大于 6.4 ml/kg 或超过 0.9 ml/min（每 8 h 睡眠约 450 ml 尿量）提示夜间多尿[5]。

**3. 夜间排尿次数** 从个体上床意图睡觉到主要睡眠期结束为止的排尿次数。它与在床上的总时间有关。因此，它是从上床到起床时记录的排尿次数。

**4. 夜间多尿** 夜间尿量超过 24 h 尿量的 33%（65 岁以上人群）、25%（35～65 岁人群）、20%（35 岁以下人群），确定为夜间多尿。

**5. 最大排尿量** 在 24 h 内测得的最大单次排尿量。

**6. 夜尿指数（nocturia index，Ni）** 计算公式为夜尿指数（Ni）＝夜间尿量 / 最大排尿量。如果 Ni＞1，表示出现夜尿是因为最大排尿量小于夜间尿量；如果 Ni＞1.5，表示夜尿继发于夜间尿液过多，生成的尿量超过最大膀胱容量，比如夜间多尿症[7]。

**7. 夜间多尿指数（nocturnal polyuria index，NPi）** 计算公式为夜间多尿指数（NPi）＝夜间尿量 /24 h 排尿量 ×100%[7]。

**8. 夜间膀胱容量指数（nocturnal bladder capacity index，NBCi）** 计算公式为夜间膀胱容量指数（NBCi）＝实际夜间排尿数（actual number of nightly voids，ANV）－预测的夜间排尿数（predicted number of nightly voids，PNV）（PNV ＝ Ni － 1）。如果 NBCi ＞ 0，表示夜尿的发生是由于排尿体积小于最大排尿量；如果 NBCi ＞ 1.3，表示膀胱容量减少是导致夜尿症的原因。NBCi 值越高，夜尿症是由于膀胱容量减少的可能性就越大[8]。

**9. 夜间遗尿**　在睡眠期发生的间歇性尿失禁，若遗尿发生在主要睡眠期，则可定性为"夜间"遗尿，即睡眠时发生的尿失禁。

**10. 24 h 排尿量**　在 24 h 内排尿的总量。

**11. 24 h 总尿量增多**　尿液分泌超过 40 ml/（kg·24 h）。

**12. 首次晨起排尿**　主要睡眠期后的第一次排尿。

夜尿症定义的局限性在于没有区分夜尿症的病理性和非病理性原因。它不适用于因为自然昼夜节律改变而导致睡眠中断和睡眠不佳的夜班工作人员。此外，睡眠受到排尿干扰，如厕后无法再次入睡的情况不包含在内。

因此，ICS 认为夜尿症是一种"状态"而非"疾病"；因为状态是指"与身体和心理健康相关情况"，而疾病是指结构或器官 / 系统功能的异常。

# 参考文献

［1］Abrams P，Cardozo L，Fall M，et al. The standardisation of terminology in lower urinary tract function：report from the standardization sub-committee of the International Continence Society［J］. Urology，2003，61（1）：37-49.

［2］Toozs-Hobson P，Freeman R，Barber M，et al. An International Urogyne-cological Association（IUGA）/International Continence Society（ICS）joint report on the terminology for reporting outcomes of surgical procedures for pelvic organ prolapse［J］. Neurourol Urodyn，2012，31（4）：415-421.

［3］Everaert K，Hervé F，Bosch R，et al.International Continence Society consensus on the diagnosis and treatment of nocturia［J］. Neurourol Urodyn，2019，38（2）：478-498.

［4］Bosch J L，Everaert K，Weiss J P，et al. Would a new definition and classification of nocturia and nocturnal polyuria improve our management of patients？ ICI-RS 2014［J］. Neurourol Urodyn，2016，35（2）：283-287.

［5］Choi Y S，Kim J C，Kim Y H，et al. Classification of nocturia by analyzing frequency volume chart and relations with international prostate symptom score in male patients with lower urinary tract symptoms in Korea［J］. Investig Clin Urol，2019，60（4）：267-274.

［6］ Van Kerrebroeck P，Andersson K E. Terminology，epidemiology，etiology，and pathophysiology of nocturia［J］. Neurourol Urodyn，2014，33（S1）：S2-5.

［7］ Weiss J P，Blaivas J G. Nocturia［J］. Curr Urol Rep，2003，4（5）：362-366.

［8］ Burton C，Weiss J P，Parsons M，et al. Reference values for the Nocturnal Bladder Capacity Index［J］. Neurourol Urodyn，2011，30（1）：52-57.

# 第二章
# 夜尿症的流行病学与病因学

夜尿症是下尿路症状的重要表现形式，是膀胱过度活动症（overactive bladder，OAB）症候群的一部分。膀胱过度活动症定义为：尿急，通常伴有尿频和夜尿，伴或不伴有急迫性尿失禁，不包括尿路感染或其他明确病理机制导致的尿急[1]。

许多夜尿症的老年患者，特别是老年男性，也同时合并尿频、尿急、尿线变细等 LUTS。夜尿症患病率随着年龄增加而升高。一般来说，其对老年人的影响要多于年轻人，65 岁以上老年人夜间排尿次数更多。

夜尿症是一个很令人困扰的状态，严重影响患者生活质量。夜尿症会扰乱患者夜间睡眠，对白天工作产生不利影响，并可能导致身体和精神状态的损害。

## 第一节　夜尿症的流行病学

### 一、患病率

夜尿症患病率随着年龄增加而升高。一般来说，其对老年人的影响要多于年轻人，65 岁以上老年人夜间排尿次数更多。采用 ICS 的定义，国外统计的成年男性夜尿症的患病率为 9% ～ 14%，在老年人群及患有良性前列腺增生（benign prostatic hyperplasia，BPH）等疾病的男性中夜尿症患病率更高。在一项对 5 个国家，共 19 165 名志愿者的调查中，48.6% 的男性患者夜尿症是最突出的 LUTS[2]。在 60 岁以上人群中，由于 BPH 的影响，男性患者中夜尿症更加突出，并且患病人数超过女性[3]。在年轻女性（20 ～ 40 岁）中，夜尿频率大于等于 1 次的比例为 20.4% ～ 43.9%，大于等于 2 次的比例为 4.4% ～ 18%；在老年女性患者（> 70 岁）中，夜尿大于等于 1 次的比例为 74.1% ～ 77.1%，大于等于 2 次的比例为

28.3% ～ 61.5%[4]。

在中国，18 岁以上人群夜尿 1 次以上的患病率为 57.5%，2 次以上者达 24.7%。40 岁及以上人群夜尿症患病率与年龄、糖尿病和前列腺疾病正相关。其中，70 岁以上老年人患病率高达 48.9%。高龄、高体重指数、吸烟、高血压和糖尿病是夜尿症的高危因素[5]。我国另一项 60 岁以上 BPH 患者的夜尿症发生率同生活质量的研究发现，夜尿次数，尤其是夜间第 1 次排尿前的睡眠时间过短对生活质量评分有明显影响[6-7]。

2015 年在中国大陆地区、中国台湾地区和韩国进行的一项研究报道了夜尿症的患病率。这是一项基于 8284 名受访者的大型网络问卷调查研究，受访者为 40 岁以上的成年人，能够回答网络问卷的问题。根据国际前列腺症状评分（International Prostate Symptom Score，IPSS），膀胱过度活动症评分（Over-active Bladder Symptom Score，OABSS），与健康相关生活质量量表［HRQoL Short-Form 12-item version（SF12；version 2）］和住院焦虑与抑郁评分表（Hospital Anxiety and Depression Scale，HADS）进行夜尿症患病率及危险因素的评估。此研究发现，女性夜尿≥ 1 次、≥ 2 次、≥ 3 次的患病率分别为 76.1%、37.3%、17.5%，男性分别为 74.0%、34.5%、15.5%[8]。

EpiLUTS 研究采用网络问卷的形式调查了美国、英国和瑞典约 30 000 名 40 岁及以上的成年人（该研究的应答率为 59%）。在应答的人群中，有 69% 的男性和 76% 的女性报告 1 次及以上的夜尿，28% 的男性和 34% 的女性报告 2 次及以上的夜尿[9]。Zumrutbas 在对 2000 名土耳其成年人的调查中，发现 40 ～ 49 岁人群中，≥ 1 次和≥ 2 次夜尿的患病率分别为 30.1% 和 18.5%，而 60 岁及以上人群夜尿症的患病率明显升高，≥ 1 次和≥ 2 次夜尿的患病率分别为 53.6% 和 38.4%[10]。

Soysal 于 2019 年发表了美国对 2005—2016 年间 20 岁及以上人群的夜尿症患病率的调查结果。被调查者会被问到"在过去的 30 年内，每晚你上床睡觉直至第二天起床，你需要起来多少次排尿"。男性每晚夜尿≥ 1 次的患病率 20 ～ 39 岁为 56.8%；40 ～ 59

岁为 70.2%；60 岁及以上为 82.7%。女性每晚夜尿 ≥ 1 次的患病率 20 ～ 39 岁为 68.9%；40 ～ 59 岁为 74.3%；60 岁及以上为 84.7%。男性每晚夜尿 ≥ 2 次的患病率 20 ～ 39 岁为 24.3%，40 ～ 59 岁为 34.2%，60 岁及以上为 51.5%。女性每晚夜尿 ≥ 2 次的患病率 20 ～ 39 岁为 33.6%，40 ～ 59 岁为 37.0%，60 岁及以上为 45.4%。在这 12 年中，小于 60 岁的人群夜尿 ≥ 1 次的患病率男女均呈现随年龄增长的趋势（$P < 0.001$），但是大于 60 岁人群夜尿 ≥ 1 次的患病率趋于稳定（$P = 0.814$，$P = 0.64$）。夜尿 ≥ 2 次的患病率只有 40 ～ 59 岁男性呈现随年龄增长的趋势（$P = 0.007$）[11]。

## 二、发病率

虽然有许多研究报告了夜尿症的患病率，但有关夜尿症发病率的研究却少得多，这反映了进行纵向研究的困难。

现有针对女性夜尿症的纵向研究很少，但有一些调查男性夜尿症长期发病率的研究。在 Krimpen 研究中，随访 2.1 年后，夜尿症（夜尿 ≥ 2 次 / 晚）的总体发病率和缓解率分别为 23.9% 和 36.7%[12]。一般来说，发病率在老年人中较高，在年轻受访者中较低，并且患病率随着时间的推移而升高。

一项荟萃分析显示，夜尿症的平均年累积发病率为 4.9%，且随年龄增加，夜尿症的发病率也增加。年龄 < 40 岁的人群发病率为 0.4%，40 ～ 59 岁人群为 2.8%，60 岁及以上人群为 11.5%。≥ 1 次夜尿的发病率为 4.1%，≥ 2 次夜尿的发病率为 4.4%，≥ 3 次夜尿的发病率为 3.7%[13]。

此项荟萃分析中，年累积缓解率为 12.1%。年龄 < 40 岁的人群缓解率为 11.1%，40 ～ 59 岁的人群缓解率为 9.4%，60 岁及以上人群缓解率为 13.9%。≥ 1 次夜尿的缓解率为 6.7%，≥ 2 次夜尿的缓解率为 15.5%，≥ 3 次夜尿的缓解率为 22.3%。

在一项苏格兰进行的中老年男性的研究中，5 年后随访显示，40% 的患者夜尿出现进展，10% 出现缓解，50% 保持不变[14]。在另一项奥地利进行的中老年男性的研究中，28% 出现进展，27% 缓解，45% 保持不变[15]；对奥地利成年女性研究中，随访 6.5 年，21% 由 1 次夜尿进展到 2 次以上夜尿，23% 由 2 次以上夜尿缓解为 1 次夜尿[16]。

总体来讲，现有的纵向研究结果似乎表明，虽然夜尿症患病率随着年龄的增长而升高，但它也有波动的过程，在某些情况下，夜尿症也可能会缓解。

# 第二节　夜尿症的相关危险因素

**1. 年龄**　已知男性和女性夜尿症患病率随年龄增长而升高，并且发病率随年龄增长也升高。有研究发现，4% 的儿童有夜尿症[17]，而男性 50～59 岁人群夜尿症的患病率增加到 67%，女性 50～59 岁人群夜尿症的患病率增加到 59%。年龄大于 80 岁时，夜尿症的患病率分别增加到男性 91%，女性 72%[18]。一项来自北美基于社区的研究表明，18～24 岁人群中夜尿次数 ≥ 2 次者比例不足 5%，但 45～54 岁人群中这一比例增加至 15%，而 65～74 岁人群中这一比例增加至 25%[19]。

**2. 性别**　尽管男性和女性的夜尿症患病率没有显著差异，但是一些研究发现，与年轻男性相比，年轻女性的患病率更高，尽管这种差异在中年时消失[20]。

**3. 肥胖**　肥胖已被证明与夜尿症密切相关，在 6000 例的成人调查中，发现高 BMI 使男性夜尿症患病率升高 17.7%，女性升高 18.5%[21]。在 2801 例青少年的调查中，发现 5.5%～7.6% 有肥胖，而 32.3% 的肥胖青少年有夜尿症，夜尿症与肥胖密切相关[22]。

**4. 生活方式**　一般来说，夜尿与酒精、咖啡因摄入以及吸烟之间没有关联[23-24]。而体育锻炼似乎可以保护男性和女性免于夜尿症，并且在非随机试验中体育锻炼已被证明可以改善夜尿症状[25-26]。

**5. 种族**　来自北美的研究证据表明，不同人种夜尿症的患病率存在明显差异。与非西班牙裔白人相比，非西班牙裔黑人夜尿症的风险比（OR）男性为 1.50，女性为 1.94[27]。另一项小型研究表明，与亚洲男性相比，高加索男性夜尿症更为常见[28]。

**6. 妊娠和分娩** 夜尿症是妊娠期常见的症状，并且在妊娠期间加重[29]。此外，虽然初产妇和多产妇女之间没有差异，但已经证明，经产妇报告的夜尿症比未生育妇女更多，不同分娩方式之间夜尿症的发生率也存在差异[30]。

**7. 激素水平变化** 睾酮水平下降与夜尿症之间存在关联。衰老导致睾酮水平下降、睡眠障碍及夜尿症。在一项包括 632 例患者的研究中，平均总睾酮水平为（2.21±0.51）ng/ml 的患者夜尿症的患病率较高[31]。在经尿道前列腺切除患者中，如果睾酮水平较低其夜尿症的患病率也增加[32]。睾酮水平下降也会影响睡眠。一项对 1312 例 65 岁及以上男性的队列研究表明，睾酮水平较低者睡眠效率较低，夜间觉醒频率较高，非快速眼动（non-rapid eye movement，NREM）睡眠较少[33]。最近的一项随机研究发现，在性腺功能减退的男性中，睾酮补充治疗（testosterone replacement therapy，TRT）6 个月可以改善睡眠状况、QoL 和夜尿症[34]。

睾酮可能与肾的尿液浓缩功能有关。夜间多尿症是夜尿症最重要的因素，一项对 2180 例夜尿症患者进行的横断面研究发现，夜间多尿症与睾酮水平较低显著相关，而睾酮水平低的患者夜间尿量较大[35]。

Kalinchenko 等报道了性腺功能减退男性采用睾酮（睾酮凝胶或肌注十一酸睾酮）治疗 26 周改善了夜尿症、国际前列腺症状总评分（IPSS）、储尿期症状和排尿期症状[36]。

女性绝经后夜尿症的风险增加[37]，丹麦基于人群的研究指出绝经后夜尿症风险增加了一倍以上[38]。一项系统综述显示，与安慰剂相比，阴道内雌激素除了缓解外阴阴道萎缩外，还能显著改善尿急、尿频、夜尿、压力性尿失禁、急迫性尿失禁等症状[39]。

**8. 高血压** 人们越来越认识到高血压与夜尿症有关。在日本进行的 6517 例的健康筛查中，高血压是夜尿症的独立危险因素（OR = 1.64），36.8% 的夜尿症（夜尿≥ 2 次）患者有心血管疾病[40]。

最近，有一项针对 35 ～ 49 岁中年黑人的研究。在 1748 例男性中，782 例（45%）患有高血压，966 例无高血压。无高血压中年男性夜尿症患病率为 24%（232/966），而血压控制不满意中年男性夜尿症的患病率为 50%（96/191）。夜尿症发生的概率（夜尿＞2次/晚）在未经治疗的高血压男性中升高 34%；经治疗但未得到控制的高血压男性中升高 174%，而在经治疗血压控制良好的男性中未增加[41]。

高血压可能通过其对肾小球滤过和肾小管运输的影响而与夜尿症相关联，或间接地通过尚待确定的机制产生影响。有人推测夜尿症与高血压可能存在双向因果关系。慢性肾病（chronic kidney disease，CKD）患者的特征是睡眠时血压下降幅度低于预期（非勺型），这些患者中常见夜尿症。对 98 名 CKD 患者的研究表明，患者之间的唤醒血压水平，有夜尿症的患者与没有夜尿症的患者相似，但是没有夜尿症的患者的睡眠期间血压水平比夜尿症的患者低。无夜尿症患者的收缩压平均下降为 9.8 mmHg，而夜尿症患者的睡眠收缩压平均下降为 3.4 mmHg（$P < 0.001$）。此外，夜间动态血压监测发现了夜间躯体活动度（physical activity）在夜尿症患者中比日间明显，可能与肾小管功能受损有关[42]。夜尿症患者夜间身体活动的增加似乎可以介导非勺型现象，而非与肾小球滤过率（glomerular filtration rate，GFR）、白蛋白尿或利尿剂的使用相关。由于夜间血压降低可能会导致 GFR 降低和夜间尿量降低，因此夜间血压没有下降可能会导致 GFR 升高并引起夜间多尿（nocturnal polyuria，NP）[43]。

氯噻酮（Chlorthalidone，CTD）和氢氯噻嗪（Hydrochlorothiazide，HCTZ）是两种利尿剂，在治疗夜间血压时可以抑制远曲肾小管中的 Na/Cl 共转运蛋白[44]。但是，在高血压患者中，这种作用在 1～2 周时消失。每天服用 CTD 或 HCTZ 时，持续的血压降低是通过内皮依赖性和非依赖性机制介导外周血管舒张[45]。HCTZ 和 CTD 降压作用的比较研究表明，CTD 会使血压夜间下降，而 HCTZ 不会。这表明需要进一步研究来确定在治疗夜尿症合并非勺型高血压方面，CTD 是否比 HCTZ 更好[46]。

**9. 冠心病** 夜尿症与许多全身疾病有关，包括心血管疾病。但很难确定夜尿症是这些疾病的早期表现还是由疾病引起的并发症。

在一项病例对照研究中，对芬兰人口登记中随机识别出的受试者进行了夜尿症相关因素（定义为每晚夜尿 ≥ 2 次）的调查。问卷被发送至 6000 名受试者（年龄在 18 ～ 79 岁），其中 62.4% 的参与者（53.7% 是女性）参加了。在按性别进行年龄调整的分析中以及仅对女性进行的多变量分析中，发现冠状动脉疾病与夜尿症有关[24]。

在一项对 2447 名 40 ～ 79 岁男性随访 17.1 年的回顾性队列调查中发现，患有中度夜尿症（每晚夜尿 ≥ 2 次）的 60 岁以下男性比没有夜尿症的年轻男性更易患冠心病（RR = 1.68）。但是，当调整了年龄、体重指数（BMI）和泌尿科用药后，这种相关性减弱了（HR 调整后为 1.36）。≥ 60 岁的中度夜尿症男性即使调整了年龄、BMI、泌尿药物和冠心病，其死亡风险仍然较高（HR = 1.48）。夜尿症可能预示着未来患冠心病的高风险[47]。

**10. 动脉硬化**　人们认为动脉硬化是心血管疾病的关键。特别是，主动脉硬化是一种生物物理特性病变，可反映动脉壁的解剖学改变，也可反映冠状动脉的病变。主动脉硬化与年龄和其他心血管危险因素有关，是弹性纤维断裂、胶原蛋白积聚、纤维化、炎症、内侧平滑肌坏死、钙化以及大分子在动脉壁内扩散而引起的[48]。

两项研究表明夜尿症及其严重程度与动脉硬化独立相关。研究观察到有和没有夜尿症的患者之间的血流动力学参数是不同的，夜尿症与中心血流动力学和动脉硬化参数相关[49]。因此，夜尿症似乎可以反映血管损伤情况[49]。

**11. 脑钠肽（BNP）水平**　BNP 水平通常被认为是心力衰竭的标志。有人提出，BNP 水平升高与夜间尿量（NUV）升高有关[50]。BNP 由健康心脏的心房和心力衰竭心脏的心室分泌出来以应对心脏壁的压力[51]。BNP 能增强利尿，引起血管舒张，并拮抗肾素-血管紧张素-醛固酮系统来维持心脏、肾的稳态[52]。

在对 128 例接受治疗的夜尿患者的 BNP 研究中，BNP 水平与 24 h 尿量（$P = 0.0215$），日间尿量（$P = 0.0004$）和 NPi（$P = 0.0003$）密切相关。日间尿量随 BNP 水平升高而降低，而 NPi 随 BNP 水平升高而升高。BNP 水平低于 50 pg/ml 患者的夜间尿量比率为 38.14%±10.07%。BNP 水平为 50 pg/ml 或更高的患者中，夜间尿量比率明显更高（43.97%±10.48%，$P < 0.0029$）。因此，在轻度心力衰竭患者中，夜间多尿可能会降低心脏负荷。由于 BNP 水平反映了钠和水的超负荷，如果错误使用抗利尿激素，可能进一步导致容量的超负荷和失代偿[50]。此外，一项针对 BNP 评估的心脏负荷对夜尿症影响的研究，显示了 BNP 是夜尿症的独立危险因素，夜尿症男性患者的 BNP 中位数为 26.5 pg/ml，而无夜尿症患者的 BNP 中位数为 13.7 pg/ml（$P < 0.01$）[53]。

**12. 体内液体分布**　有周围水肿的患者，由于睡觉时卧位而使白天的第三间隙液体析出，这是导致夜间尿液过量产生的因素之一[54]。特别是对于夜间多尿（nocturnal polyuria，NP）患者，日间在体内蓄积的过剩的水，在夜间会转化为尿液排出[55]。NP 被定义为 NUV/24 h 尿量（NPi）> 33%。有研究通过每天 4 次生物电阻抗分析，探讨了 34 例 60 岁以上的男性 NP 患者其日间与夜间体液分布的变化。与无 NP 组相比，NP 组上午 9 时细胞外液体的量较上午 8 时显著增加；然而，两组之间的细胞内液体量在任何时间点都没有显著差异。腿部的细胞外液体积聚更多，这表明水肿患者以腿部间隙的形式蓄积液体。腿中积液的量与 NUV 有关，这表明白天多余的水不是作为尿液排泄，而是由于重力作用而积聚在腿部，而当患者晚间卧床休息后则作为尿液排出。腿部水肿是夜间尿液的来源，通过减少水肿，NP 会改善。可以通过夜间运动，下肢弹力长袜和减少盐摄入来预防日间第三间隙蓄积液体，来改善 NP[55]。

**13. 食盐摄入量**　关于盐的摄入量与 LUTS 之间的关系有一些研究。然而，现有证据尚未证明夜尿症与盐摄入量之间存在显著相关性。

有研究从 728 名 LUTS 患者中收集了尿液样本，并估算了每日盐摄入量。根据中位数盐摄入量（9.2 g/d）将患者分为两组。使用 Core LUTS 评分和 3 天排尿日记评估排尿情况。结果显示，高盐组的白天和夜间排尿次数、昼夜尿量和 NUV 以及 NPi 显著高于低盐组。此外，在相关性分析中，每日盐摄入量与白天和晚上的排尿次数、昼夜尿量和 NUV 以及 NPi 呈正相关。在多变量分析中，发现较高的盐摄入量和高血压是白天尿频的重要且独立的预测因素。每天的盐摄入量、老年、男性、高 BMI、肾功能不全和高血压与夜间排尿频率高显著相关。高盐摄入量是夜尿的重要且独立的加重因素（$P < 0.001$）。高盐摄入量组的 NPi 较高，因为过多的盐摄入可能会增加通透性，从而导致毛细血管间质周围出现水肿，而周围水肿被认为与 NUV 和 NPi 有关。随着盐摄入量增加，白天过多的盐摄入会导致循环血容量增加，并由于容量过载而刺激心房钠尿肽和 BNP[56] 分泌。因此，心房钠尿肽和 BNP 含量升高可能进一步导致夜间利尿和 NP。适当控制盐的摄入量和血压对于治疗尿频和夜尿症可能很重要[57]。

**14. 遗传**　在瑞典进行的一项 25 364 例双胞胎的 LUTS 问卷研究发现，夜尿症与尿频和尿失禁一样受到遗传因素的影响[58]。另一项对 1582 例中年男性双胞胎的研究发现，遗传对于夜尿症的贡献率为 21%，属于中等程度贡献率，而环境因素对于夜尿症的产生也有影响[59]。

# 第三节　夜尿症与死亡率

许多研究表明夜尿症与死亡率增加有关；最新的荟萃分析发现每晚夜尿 2 次以上夜尿症相关的 5 年死亡风险，对于 60 岁和 75 岁的人群分别增加了 1.6% 和 4.0%[60]。芬兰全国健康和营养调查的数据显示，夜尿症可预测死亡率，尤其是年龄 < 65 岁的成年人[61]。另一项研究表明，冠心病（coronary heart disease，CHD）合并夜尿症患者的死亡率高于无夜尿症的 CHD 患者[62]。然而，Krimpen 研究发现，夜尿症患者死亡率的增加是由混杂变量导致的，最重要的是年龄[12]。最近的一项荟萃分析表明，2 次或 2 次以上的夜间排尿增加了 22% 的死亡率，3 次或 3 次以上的夜间排尿增加了 46% 的死亡率。这项研究还证实，这种死亡风险在年轻人中尤为严重[63]。

各种原因可以解释夜尿症患者死亡率的增加。例如，夜尿症增加了老年人跌倒和骨折的风险[64-65]。此外，睡眠时间短和睡眠质量差与全因死亡率增加有关[66]。白天过多的睡眠，更多的夜间清醒和较差的主观睡眠质量也与体弱或死亡的风险增加相关[67]。

多因素分析显示，随着男性和女性夜间排尿次数的增加，死亡的风险显著增加。同样，日本在社区进行的70岁及以上的人群研究中，夜尿症患者的5年死亡率（每晚2次及以上的排尿）明显高于无夜尿症患者（分别为9.7%和4.2%）。在夜尿症患者中，经年龄、性别和BMI调整后死亡率的风险比为1.91[61]。

夜尿症与许多疾病和状态有关，这些疾病和状态也可能与死亡风险的增加有关，包括尿急、良性前列腺增生（BPH）、前列腺癌、打鼾、肥胖、阻塞性睡眠呼吸暂停（obstructive sleep apnea，OSA）、使用利尿剂、冠心病、糖尿病、代谢综合征、女性的分娩和更年期、男性睾酮水平下降、黑人或西班牙裔、抑郁、服用抗抑郁药、不宁腿综合征等[68-70]。年轻男性患夜尿症预示未来有患冠心病的风险[71]。

夜尿症是一个复杂的过程，牵涉到各种疾病，例如，BPH和OSA与夜尿症直接相关，但与其他疾病的关系还不太清楚。夜尿症或许是这些疾病的症状或危险因素，夜尿症也可以作为疾病的临床预测指标。

# 第四节　精氨酸升压素与夜尿症

尿液产生的生理对于探究夜尿症很重要。精氨酸升压素（arginine vasopressin，AVP）是水平衡的核心激素。它通过调节尿液中水分的排泄来维持正常的血清渗透压。例如，脱水会导致血清渗透压随着水分的流失而增加。渗透压的增加激活了下丘脑中的渗透压感受器，导致垂体后叶释放AVP[72]。AVP作用于肾远曲小管和集合管的V2受体，刺激水通道蛋白的膜插入，水通道增加了肾对水的渗透性。因此，AVP允许水的重吸收并减少尿量和降低血清渗透压。在没有AVP的情况下，水不会被重吸收，并会发生利尿。前列腺素E2、心房钠尿肽（atrial natriuretic peptide，ANP）、高钙血症、低钾血症和结石是拮抗 AVP、促进利尿的因素[73]。

AVP 的分泌主要受血清渗透压的调节，但 AVP 也有自然的昼夜波动。在无夜尿症的成年人中，AVP 水平在夜间达到高峰。夜间多尿的成人没有这种 AVP 夜间的增加[74]。AVP 在夜间尿产生中发挥重要作用，是治疗夜尿症的理想靶点。

# 第五节　夜尿症的病因学

夜尿症传统上被认为是下尿路疾病如 BPH 和膀胱过度活动症的症状之一，现在发现夜尿症也是肾或全身疾病的一种临床表现，而夜间产生尿液过多导致的夜间多尿是夜尿症的主要病因。

根据病因对夜尿症进行分类对于了解疾病的多因素特性和针对每个患者的具体病理生理学变化进行针对性治疗具有重要意义。简单地说，夜间排尿次数增加的原因可以分为以下几类，或者是混合性的，包括：产生尿量增加、膀胱储存尿液能力下降，或者因为醒了而排尿；这可以更具体地分为 24 h 多尿、夜间多尿、膀胱容量减少、睡眠障碍和混合性因素。

**1. 24 h 多尿**　24 h 多尿的定义为全天尿量超过 40 ml/kg，其特征是白天和夜晚产生的尿量均过多，通常具有正常的夜间 / 白天排尿比（约 0.25）。生理上，尿液产生的速率受两个因素控制：尿液浓度和溶质排泄速率。前者由 AVP 决定，其作用于肾远端小管和集合管，以增加从肾小球滤液中重吸收水分。后者主要由尿素、钠和钾组成，溶质排泄速率由饮食和其他影响蛋白质代谢和细胞外液体积的因素决定。

24 h 多尿的病因包括控制不佳的糖尿病（1 型和 2 型）、尿崩症（垂体源性、肾源性）和原发性多饮症。尿崩症可由 AVP 缺乏（中枢性尿崩症）或肾对 AVP 不敏感（肾性尿崩症）引起[73]。肾性尿崩症的后天原因包括高钙血症、慢性肾病和服用某些药物（例如利尿剂、选择性 5- 羟色胺再摄取抑制剂、钙通道阻滞剂、四环素和锂）[75]。原发性多饮是由精神疾病（精神性多饮）或罕见的口渴机制异常——致渴性多饮（dipsogenic polydipsia）引起的过量饮水[76]。

**2. 夜间多尿**　夜间多尿表现为夜间尿量增多，导致夜间/白天尿量比例异常（> 0.25）。夜间多尿患者不一定伴有日间的尿频。夜间多尿发生在心房钠尿肽水平升高［例如，阻塞性睡眠呼吸暂停或充血性心力衰竭（congestive heart failure，CHF）］、外周水肿（例如静脉功能不全、CHF、肝衰竭、慢性肾病和肾病综合征）、AVP昼夜节律异常、夜间液体摄入过多，以及服用利尿剂的患者[75]。

阻塞性睡眠呼吸暂停（OSA）涉及呼吸道阻塞，导致低氧血症和继发性肺血管收缩[77]。后者导致右心房扩张和 ANP 释放，通过扩张传入小动脉增加肾的肾小球滤过率，并抑制钠在集合管中的再吸收[78]。因此，ANP 促进钠尿排泄和尿的产生。大鼠模型的最新研究表明，OSA 也可能通过对膀胱的影响而导致夜尿症：缺氧引起的氧化应激导致逼尿肌不稳定、膀胱顺应性下降和自发性收缩增加[79]。当外周水肿患者在夜间平卧时，间质液体可以重新分配到血管内，进而产生肾的额外水负荷导致尿量增加[78]。

AVP 昼夜节律异常也与夜尿症有关。无夜尿症患者夜间褪黑素和 AVP 分泌高于有夜尿症患者[80]。夜班工人夜间排尿次数增加，尽管可能是由于夜间膀胱容量减少，更可能是夜间多尿的结果[81]。

夜间多尿可以是水性利尿或溶质性利尿。水性利尿（尿渗透压 < 300 mOsmol/L；比重 < 1.010）是由基础血清内血管升压素水平过低引起的，导致尿量增加；溶质性利尿（尿液渗透压 ≥ 300 mOsmol/L；比重 ≥ 1.010）是溶质（如葡萄糖、钠和氯化物、尿素、甘露醇或放射性造影剂）在集合管内浓度升高所致。有项录入 77 例夜间多尿患者的研究发现，夜间多尿的病理生理机制，22% 是水性利尿，19% 是溶质性利尿，47% 是混合性利尿[82]。

**3. 膀胱容量减少**　膀胱容量的减少会造成尿液产量和膀胱储存量之间的不匹配。膀胱容量减少可能是恒定的，也可能只是出现在夜间，导致白天和（或）夜间排尿次数增加。这些不同的病因可能通过减少膀胱物理上的容量而减少膀胱内的储尿空间（例如，由于排空不完全而导致残余尿量增高）或刺激膀胱在储尿小于最大容量时排尿。

膀胱容量减少的原因包括 BPH、神经源性膀胱（帕金森病、多发性硬化、脊髓损伤、卒中）、特发性夜间逼尿肌过度活动、膀胱炎（细菌性、间质性、结核性或放射性膀胱炎）、膀胱癌、前列腺癌、尿道癌、输尿管结石、膀胱结石、外源性压迫（子宫肌瘤、泌尿生殖器脱垂、卵巢肿瘤）、泌尿生殖道脱垂、获得性排尿功能障碍、焦虑症和药物（例如 β 受体阻滞剂）[75,83]。尽管这种影响膀胱容量的情况会加重夜尿症，但这些情况何时或如何引起白天和夜间的尿频尚未得到证实。

膀胱过度活动症（OAB）是一种临床诊断，是以尿急为核心的一组症状，伴有或不伴有急迫性尿失禁，常伴有尿频和夜尿[84]。OAB 常与逼尿肌过度活动有关[85]，而 OAB 患者的夜尿症与逼尿肌过度活动相关[86-87]。使用日间尿动力学检查诊断为 OAB 和逼尿肌过度活动的患者，与健康对照组或失眠患者相比，夜间逼尿肌过度活动增加[88]。另外，这些夜间逼尿肌过度活动发生在夜间排尿之前的 10 min。因此，夜间逼尿肌过度活动可能在 OAB 患者的夜尿症中起重要作用。

前列腺增生引起夜尿症是由于膀胱排尿后残余容量增加和逼尿肌过度活动导致功能性膀胱容量下降。前列腺增生患者膀胱出口梗阻越严重，逼尿肌过度活动就越明显，提示随着时间的推移，膀胱出口梗阻可能导致膀胱结构和功能的改变[89-90]。

**4. 睡眠障碍**　夜尿症与睡眠障碍是相互影响的。如前所述，夜尿症干扰睡眠，睡眠中断也容易导致夜尿症。当患者因任何原因醒来时，他们可能出于方便或习惯而排尿，而不是因为急迫的尿意[91]。

与睡眠障碍相关的夜尿症原因，包括睡眠障碍（失眠、睡眠呼吸暂停、周期性腿部运动、嗜睡症）、唤醒障碍（梦游、梦魇）、内科疾病（心力衰竭、慢性阻塞性肺疾病、甲状腺功能亢进、肢端肥大症等内分泌失调性疾病）、神经系统疾病（帕金森病、阿尔茨海默病、癫痫）、精神疾病（抑郁症、焦虑症）、慢性疼痛疾病（类风湿关节炎、骨关节炎）、酒精/毒品的摄入和戒断、药物（皮质类固醇、利尿剂、β 受体阻滞剂、甲状腺激素、抗精神病药物、抗癫痫药）[92]。

**5. 混合性因素**　一些夜尿症患者符合上述某一种分类，另外有些患者是多种原因导致的夜尿症。在 194 例夜尿症患者的回顾性研究中，36% 的患者同时有夜间多尿和膀胱容量减少。因此，夜尿症的病因可以是混合性的[93]。

# 第六节　夜尿症和睡眠

睡眠是一种极为重要的生理性周期性无意识和骨骼肌的无活动状态，所有生物个体，包括人类均遵循特征性的昼夜节律[94]。虽然我们对睡眠的真正作用仍然知之甚少，但可以明确的是，睡眠对于维持身心功能至关重要。睡眠障碍会导致白天嗜睡、注意力和协调性低下，创造力降低以及情绪改变[95]。

睡眠中断与夜尿症之间存在相互作用，改善睡眠和睡眠障碍也可以减少夜间排尿次数。每晚 3 次以上的夜尿症与阻塞性睡眠呼吸暂停综合征有关，此类患者应考虑多导睡眠图检查，特别是患者初始治疗未达目标时[96]。睡眠呼吸暂停和夜尿症之间的确切关系尚不明确，但似乎与右心压力增加有关。阻塞性睡眠呼吸暂停是睡眠期间喉后部的软组织塌陷、闭合，导致上呼吸道梗阻引起的。这将引发一系列生理过程——氧供减少，二氧化碳水平升高，血液 pH 降低，最终导致心动过缓和肺血管收缩。然后患者醒来呼吸，心率加快，心脏接收到容量过负荷的错误信号，引起心房钠尿肽（ANP）的分泌以排除钠和水，进而导致夜尿症[97-98]。睡眠呼吸暂停越严重，夜尿症就越严重。持续气道正压通气治疗睡眠呼吸暂停是减少这些患者夜尿症的一种很有效的方法。未经治疗的阻塞性睡眠呼吸暂停综合征患者可能会因为夜间的低氧血症而觉醒。在觉醒过程中，可能会感觉到膀胱充盈，如果没有觉醒则不会被尿意唤醒[99]。

此外，据估计，夜尿症的成年人中有多达一半伴有失眠症。伴发失眠会导致觉醒后难以再入睡，并进一步加重失眠和睡眠中断[100]。

最近的研究表明，针对不良睡眠的干预措施也可以减少夜尿症发作。因此，有必要评估阻塞性睡眠呼吸暂停以外的睡眠障碍，以此作为改善与夜尿症相关的生活质量的潜在治疗目标[101]。

夜尿症是睡眠障碍的重要原因，一项荷兰进行的横断面流行病学调查研究表明，夜尿和忧虑是 50 岁以上人群睡眠障碍的最重要原因[18]。在瑞典老年人群中，也研究了夜尿症对睡眠障碍的影响。研究表明夜尿症与睡眠障碍的患病率增加、睡眠质量差以及日间疲劳增加有关[102]。最近，有证据表明免疫系统功能受睡眠障碍的影响，睡眠对维持宿主防御很重要[103]。

在 2003 年美国国家睡眠基金会（National Sleep Foundation）对美国 55～84 岁人群进行的一项抽样调查中，53% 的每晚自报告睡眠障碍由夜尿症所引发；它是下一个最常见原因——疼痛的 4 倍多[104]。睡眠质量的客观评估和临床验证问卷都支持夜尿症与睡眠障碍有关。夜尿症与睡眠效率降低、总睡眠时间减少、快速眼动（REM）睡眠比例下降、睡眠中觉醒增加以及低氧血症持续时间延长有关。因此，夜尿症患者比没有夜尿症的患者更易困倦[105-106]。

在前两个睡眠周期的睡眠早期，包括主要的夜间深度睡眠，或慢波睡眠（slow-wave sleep，SWS）[107]。SWS 对葡萄糖和代谢调节很重要。干扰 SWS（不改变总睡眠时间）导致胰岛素敏感性降低，糖耐量受损，血糖水平升高[108-109]。快速眼动睡眠中断对葡萄糖稳态有明显的影响，但研究结果并不一致[109-111]。SWS 降低与抑郁、肥胖、2 型糖尿病和高血压有关[112-113]。

由于夜尿症患者的第一次夜间排尿通常发生在睡眠开始后的 2～3 h，因此，夜间排尿扰乱了 SWS[114]。在前两个睡眠周期起来排尿的成年人，其 SWS 时间比这两个睡眠周期中未受干扰的成年人减少。此外，整夜睡眠连续性的中断也会减少 SWS。尽管总睡眠时间相等，但夜间反复醒来的患者处于 SWS 中的时间比不间断睡眠的患者减少[115]。同样，与没有夜尿症的成年人相比，夜尿 2 次的成年人 SWS 睡眠时间减少。虽然目前还没有直接的证据，但夜尿症可能通过干扰 SWS 增加患者患抑郁症、2 型糖尿病和代谢综合征的风险。

　　因为入睡后的前几小时睡眠时间对整体睡眠质量至关重要，所以人们对睡眠开始后第一次排尿的时间或首次无干扰睡眠周期（first uninterrupted sleep period，FUSP）的兴趣在增长。FUSP 的时长随着夜尿症的加重而显著缩短[116]。较短的 FUSP 与日间功能下降、睡眠质量和睡眠效率降低有关[117]。治疗后，FUSP 随时间的增加与大多数匹兹堡睡眠质量指数（Pittsburgh sleep quality index，PSQI）子量表的改善密切相关[118]。由于 PSQI 是一种经临床验证的测量睡眠质量的工具，因此 FUSP 可以作为评估睡眠质量的有用指标[119]。FUSP 不仅被证明与睡眠质量相关，而且可以预测健康状况。在随访 3 个月以上的患者中，延长 FUSP 可降低随机血糖浓度[120]。因此，FUSP 可以作为评估夜尿症患者的健康状况和睡眠质量一项简便、有效的指标。

　　总之，大量的观察性研究表明，夜间排尿的频次对生活质量和幸福感有明显的负面影响。更重要的是，夜尿症导致睡眠中断，影响 SWS，这会导致白天疲劳、认知障碍、情绪改变、疾病易感性增加、工作表现下降、头晕、跌倒、抑郁和死亡的风险增加。而对睡眠的干扰是夜尿症的直接后果。

# 参考文献

［1］Abrams P. Nocturia：the major problem in patients with lower urinary tract symptoms suggestive of benign prostatic obstruction（LUTS/BPO）［J］. Eur Urol Suppl，2005，3（6）：8-16.

［2］Irwin D E，Milsom I，Hunskaar S，et al. Population-based survey of urinary incontinence，overactive bladder，and other lower urinary tract symptoms in five countries：results of the EPIC study［J］. Eur Urol，2006，50（6）：1306-1315.

［3］Kristal A R，Arnold B，Schenk J M，et al. Dietary patterns，supplement use，and the risk of symptomatic benign prostatic hyperplasia：results from the prostate cancer prevention trial［J］. Am J Epidemiol，2008，167（8）：925-934.

［4］Bosch J L，Weiss J P. The prevalence and causes of nocturia［J］. J Urol，2013，189（1S）：S86-92.

［5］Wang Y，Hu H，Xu K，et al. Prevalence，risk factors，and symptom bother of nocturia: a population-based survey in China [J]. World J Urol,2015,33（5）: 677-683.

[6] 文璐，王志敏，文建国，等. 中老年人夜尿增多流行病学调查 [J]. 中华 老年医学杂志，2013，32（10）：1120-1122.

[7] 张亚群，刘明，王建业，等. 老年良性前列腺增生夜尿病因分类和相关因 素分析 [J]. 中华老年医学杂志，2010，29（11）：884-887.

[8] Chow P M，Liu S P，Chuang Y C，et al. The prevalence and risk factors of nocturia in China，South Korea，and Taiwan: results from a cross-sectional, population-based study [J]. World J Urol, 2018, 36（11）: 1853-1862.

[9] Madhu C，Coyne K，Hashim H，et al. Nocturia: risk factors and associated comorbidities; findings from the EpiLUTS study [J]. Int J Clin Pract, 2015, 69（12）: 1508-1516.

[10] Zumrutbas A E，Bozkurt A I，Alkis O，et al. The prevalence of nocturia and nocturnal polyuria: can new cutoff values be suggested according to age and sex? [J]. Int Neurourol J, 2016, 20（4）: 304-310.

[11] Soysal P，Cao C，Xu T，et al. Trends and prevalence of nocturia among US adults, 2005-2016 [J]. Int Urol Nephrol, 2020, 52（6）: 805-813.

[12] Doorn B V，Kok E T，Blanker M H，et al. Mortality in older men with nocturia. A 15-year followup of the Krimpen study[J]. J Urol,2012,187（5）: 1727-1731.

[13] Pesonen J S，Cartwright R，Mangera A，et al. Incidence and remission of nocturia: a systematic review and meta-analysis[J]. Eur Urol,2014,13（1）: e594-e594a.

[14] Lee A J，Garraway W M，Simpson R J，et al. The natural history of untreated lower urinary tract symptoms in middle aged and elderly men over a period of five years [J]. Eur Urol, 1998, 34（4）: 325-332.

[15] Temml C，Brossner C，Schatzl G，et al. The natural history of lower urinary tract symptoms over five years [J]. Eur Urol, 2003, 43（4）: 374-380.

[16] Heidler S，Mert C，Temml C，et al. The natural history of the overactive bladder syndrome in females: a long-term analysis of a health screening project [J]. Neurourol Urodyn, 2011, 30（8）: 1437-1441.

[17] Mattsson S. Urinary incontinence and nocturia in healthy school children [J]. Acta Paediatr, 1994, 83（9）: 950-954.

[18] Middelkoop H A，Smilde-van den Doel D A，Neven A K，et al. Subjective sleep characteristics of 1，485 males and females aged 50-93: effects of sex and age，and factors related to self-evaluated quality of sleep [J]. J Gerontol A Biol Sci Med Sci, 1996, 51（3）: M108-115.

[19] Coyne KS，Zhou Z，Bhattacharyya SK，et al. The prevalence of nocturia

and its effect on health-related quality of life and sleep in a community sample in the USA ［J］. BJU Int，2003，92（9）：948-954.

［20］Hunskaar S. Epidemiology of nocturia ［J］. BJU Int，2005，96（S1）：4-7.

［21］Tikkinen K A，Auvinen A，Huhtala H，et al. Nocturia and obesity：a population-based study in Finland ［J］. Am J Epidemiol，2006，163（11）：1003-1011.

［22］Warner T C，Baandrup U，Jacobsen R，et al. Prevalence of nocturia and fecal and urinary incontinence and the association to childhood obesity：a study of 6803 Danish school children ［J］. J Pediatr Urol，2019，15（3）：225.e1-225.e8.

［23］Shiri R，Hakama M，Häkkinen J，et al. The effects of lifestyle factors on the incidence of nocturia ［J］. J Urol，2008，180（5）：2059-2062.

［24］Tikkinen K A，Auvinen A，Johnson T M，et al. A systematic evaluation of factors associated with nocturia—the population-based FINNO study ［J］. Am J Epidemiol，2009，170（3）：361-368.

［25］Wen L，Wen Y B，Wang Z M，et al. Risk factors of nocturia（two or more voids per night）in Chinese people older than 40 years ［J］. Neurourol Urodyn. 2015 Aug，34（6）：566-570.

［26］Soda T，Masui K，Okuno H，et al. Efficacy of nondrug lifestyle measures for the treatment of nocturia ［J］. J Urol，2010，184（3）：1000-1004.

［27］Sze E H，Jones W P，Ferguson J L，et al. Prevalence of urinary incontinence symptoms among black，white，and Hispanic women ［J］. Obstet Gynecol，2002，99（4）：572-575.

［28］Mariappan P，Turner K J，Sothilingam S，et al. Nocturia，nocturia indices and variables from frequency-volume charts are significantly different in Asian and Caucasian men with lower urinary tract symptoms：a prospective comparison study ［J］. BJU Int，2007，100（2）：332-336.

［29］Aydın A，Kocaöz S，Kara P. Prevalence of lower urinary tract symptoms in pregnant adolescents and the influencing factors ［J］. J Pediatr Adolesc Gynecol，2020，33（2）：160-162.

［30］Li Z，Xu T，Li Z，et al. Lower urinary tract symptoms 7 years after the first delivery：correlation to the mode of delivery ［J］. Neurourol Urodyn，2019，38（2）：793-800.

［31］Liu H Y，Chung M S，Wang H J，et al. Nocturia indicates a poor health status and increases mortality in male patients with type 2 diabetes mellitus ［J］. Int Urol Nephrol，2016，48（8）：1209-1214.

［32］Wu Y，Pan H，Wang W M，et al. A possible relationship between serum sex hormones and benign prostatic hyperplasia/lower urinary tract symptoms

**23**

in men who underwent transurethral prostate resection [ J ]. Asian J Androl,
2017, 19 ( 2 ): 230-233.

[ 33 ] Barrett-Connor E, Dam T T, Stone K, et al. The association of testosterone
levels with overall sleep quality, sleep architecture, and sleep-disordered
breathing [ J ]. J Clin Endocrinol Metab, 2008, 93 ( 7 ): 2602-2609.

[ 34 ] Shigehara K, Konaka H, Koh E, et al. Effects of testosterone replacement
therapy on nocturia and quality of life in men with hypogonadism: a
subanalysis of a previous prospective randomized controlled study in Japan [ J ].
Aging Male, 2015, 18 ( 3 ): 169-174.

[ 35 ] Kim J W, Oh M M, Yoon C Y, et al. Nocturnal polyuria and decreased
serum testosterone: is there an association in men with lower urinary tract
symptoms? [ J ]. Int J Urol, 2014, 21 ( 5 ): 518-523.

[ 36 ] Kalinchenko S, Vishnevskiy E L, Koval A N, et al. Beneficial effects of
testosterone administration on symptoms of the lower urinary tract in men with
late-onset hypogonadism: a pilot study [ J ]. Aging Male, 2008, 11 ( 2 ):
57-61.

[ 37 ] Calleja-Agius J, Brincat M P. The urogenital system and the menopause [ J ].
Climacteric, 2015, 18 ( S1 ): 18-22.

[ 38 ] Alling Møller L, Lose G, Jørgensen T. Risk factors for lower urinary tract
symptoms in women 40 to 60 years of age [ J ]. Obstet Gynecol, 2000, 96 ( 3 ):
446-451.

[ 39 ] Rahn D D, Carberry C, Sanses T V, et al. Vaginal estrogen for genitourinary
syndrome of menopause: a systematic review [ J ]. Obstet Gynecol, 2014,
124 ( 6 ): 1147-1156.

[ 40 ] Yoshimura K, Terada N, Matsui Y, et al. Prevalence of and risk factors for
nocturia: analysis of a health screening program [ J ]. Int J Urol, 2004, 11 ( 5 ):
282-287.

[ 41 ] Victor R G, Li N, Blyler C A, et al. Nocturia as an unrecognized symptom
of uncontrolled hypertension in black men aged 35 to 49 years [ J ]. J Am
Heart Assoc, 2019, 8 ( 5 ): e010794.

[ 42 ] Agarwal R, Light R P, Bills J E, et al. Nocturia, nocturnal activity, and
nondipping [ J ]. Hypertension, 2009, 54 ( 3 ): 646-651.

[ 43 ] Carlstrom M, Wilcox C S, Arendshorst W J. Renal autoregulation in health
and disease [ J ]. Physiol Rev, 2015, 95 ( 2 ): 405-511.

[ 44 ] Roush G C, Sica D A. Diuretics for hypertension: a review and update [ J ].
Am J Hypertens, 2016, 29 ( 10 ): 1130-1137.

[ 45 ] Duarte J D, Cooper-DeHoff R M. Mechanisms for blood pressure lowering
and metabolic effects of thiazide and thiazide-like diuretics [ J ]. Expert Rev

Cardiovasc Ther，2010，8（6）：793-802.

［46］Ernst M E，Carter B L，Goerdt C J，et al. Comparative antihypertensive effects of hydrochlorothiazide and chlorthalidone on ambulatory and offifice blood pressure［J］. Hypertension，2006，47（3）：352-358.

［47］Lightner D J，Krambeck A E，Jacobson D J，et al. Nocturia is associated with an increased risk of coronary heart disease and death［J］. BJU Int，2012，110（6）：848-853.

［48］Afsar B，Elsurer R. Central hemodynamics，vascular stiffness，and nocturia in patients with type 2 diabetes［J］. Ren Fail，2015，37（10）：359-365.

［49］Tsujimura A，Hiramatsu I，Aoki Y，et al. Atherosclerosis is associated with erectile function and lower urinary tract symptoms，especially nocturia，in middle-aged men［J］. Prostate Int，2017，5（2）：65-69.

［50］Sone A，Kondo N，Kobayashi T，et al. Association with relative nocturnal polyuria using bnp（brain natriuretic peptide）in elderly patients with nocturia［J］. Int J Urol，2007，98（3）：558-564.

［51］Damgaard M，Goetze J P，Norsk P，et al. Altered sodium intake affects plasma concentrations of BNP but not proBNP in healthy individuals and patients with compensated heart failure［J］. Eur Heart J，2007，28（22）：2726-2731.

［52］Fu S，Ping P，Zhu Q，et al. Brain natriuretic peptide and its biochemical，analytical，and clinical issues in heart failure：a narrative review［J］. Front Physiol，2018，9：692.

［53］Izumi K，Ito M，Inoue M. Impact of brain-type natriuretic peptide，a representative biomarker for cardiac load，on nocturia in men［J］. J Urol，2017，197（4）：e400.

［54］Weiss J P. Nocturia：focus on etiology and consequences［J］. Rev Urol，2012，14：48.

［55］Torimoto K，Hirayama A，Samma S，et al. The relationship between nocturnal polyuria and the distribution of body fluid：assessment by bioelectric impedance analysis［J］. J Urol，2009，181（1）：219-224.

［56］Matsuo T，Miyata Y，Sakai H. Daily salt intake is an independent risk factor for pollakiuria and nocturia［J］. Int J Urol，2017，24（5）：384-389.

［57］Fujikawa K，Kasahara M，Matsui Y，et al. Human atrial natriuretic peptide is a useful criterion in treatment of nocturia［J］. Scand J Urol Nephrol，2001，35（4）：310-313.

［58］Wennberg A L，Altman D，Lundholm C，et al.Genetic influences are important for most but not all lower urinary tract symptoms：a population-based survey in a cohort of adult Swedish twins［J］. Eur Urol，2011，59（6）：1032-

1038.

[ 59 ] Afari N, Gasperi M, Forsberg C W, et al. Heritability of lower urinary tract symptoms in men: a twin study [ J ]. J Urol, 2016, 196 ( 5 ): 1486-1492.

[ 60 ] Pesonen J S, Cartwright R, Vernooij R W M, et al. The impact of nocturia on mortality: a systematic review and meta-analysis [ J ]. J Urol, 2020, 203 ( 3 ): 486-495.

[ 61 ] Kupelian V, Fitzgerald M P, Kaplan S A, et al. Association of nocturia and mortality: results from the Third National Health and Nutrition Examination Survey [ J ]. J Urol, 2011, 185 ( 2 ): 571-577.

[ 62 ] Bursztyn M, Jacob J, Stessman J. Usefulness of nocturia as a mortality risk factor for coronary heart disease among persons born in 1920 or 1921 [ J ]. Am J Cardiol, 2006, 98 ( 10 ): 1311-1315.

[ 63 ] Fan Y, Wei F, Lang Y, et al. Meta-analysis of nocturia and risk of all-cause mortality in adult population [ J ]. Int J Cardiol, 2015, 195 ( 10 ): 120-122.

[ 64 ] Nakagawa H, Niu K, Hozawa A, et al. Impact of nocturia on bone fracture and mortality in older individuals: a Japanese longitudinal cohort study [ J ]. J Urol, 2010, 184 ( 4 ), 1413-1418.

[ 65 ] Parsons J K, Mougey J, Lambert L, et al. Lower urinary tract symptoms increase the risk of falls in older men [ J ]. BJU Int, 2009, 104 ( 1 ): 63-68.

[ 66 ] Cappuccio F P, D'Elia L, Strazzullo P, et al. Sleep duration and all-cause mortality: a systematic review and meta-analysis of prospective studies [ J ]. Sleep, 2010, 33 ( 5 ): 585-592.

[ 67 ] Ensrud K E, Blackwell T L, Ancoli-Israel S, et al. Sleep disturbances and risk of frailty and mortality in older men [ J ]. Sleep Med, 2012, 13 ( 10 ): 1217-1225.

[ 68 ] Kupelian V, McVary K T, Kaplan S A, et al. Association of lower urinary tract symptoms and the metabolic syndrome: results from the Boston Area Community Health Survey [ J ]. J Urol, 2009, 182 ( 2 ), 616-625.

[ 69 ] Liao C H, Chiang H S, Yu H J. Serum testosterone levels significantly correlate with nocturia in men aged 40-79 years [ J ]. Urology,2011,78 ( 3 ): 631-635.

[ 70 ] Tikkinen K A, Auvinen A, Tiitinen A, et al. Reproductive factors associated with nocturia and urinary urgency in women: a population-based study in Finland [ J ]. Am J Obstet Gynecol, 2008, 199 ( 2 ), 153.e1-12.

[ 71 ] Bouwman II, Voskamp M J H, Kollen B J, et al. Do lower urinary tract symptoms predict cardiovascular diseases in older men? A systematic review

and meta-analysis［J］. World J Urol, 2015, 33（12）: 1911-1920.

［72］Bockenhauer D, Bichet D G. Pathophysiology, diagnosis and management of nephrogenic diabetes insipidus［J］. Nat Rev Nephrol, 2015, 11（10）: 576-588.

［73］Nielsen S, Kwon T H, Frøkiaer J, et al. Regulation and dysregulation of aquaporins in water balance disorders［J］. J Intern Med, 2007, 261（1）: 53-64.

［74］Verbalis J G. Renal physiology of nocturia［J］. Neurourol Urodyn, 2014, 33（S1）: S6-S9.

［75］Gulur D M, Mevcha A M, Drake M J. Nocturia as a manifestation of systemic disease［J］. BJU Int, 2011, 107（5）: 702-713.

［76］Robertson G L. Differential diagnosis of polyuria［J］. Annu Rev Med, 1988, 39（1）: 425-442.

［77］Jordan A S, McSharry D G, Malhotra A. Adult obstructive sleep apnoea［J］. Lancet, 2014, 383（9918）: 736-747.

［78］Saito Y. Roles of atrial natriuretic peptide and its therapeutic use［J］. J Cardiol, 2010, 56（3）, 262-270.

［79］Witthaus M W, Nipa F, Yang J H, et al. Bladder oxidative stress in sleep apnea contributes to detrusor instability and nocturia［J］. J Urol, 2015, 193（5）: 1692-1699.

［80］Obayashi K, Saeki K, Kurumatani N. Association between melatonin secretion and nocturia in elderly individuals: a cross-sectional study of the HEIJO-KYO cohort［J］. J Urol, 2014, 191（6）: 1816-1821.

［81］Kim J W. Effect of shift work on nocturia［J］. Urology, 2016, 87: 153-160.

［82］Goessaert A S, Krott L, Hoebeke P, et al. Diagnosing the pathophysiologic mechanisms of nocturnal polyuria［J］. Eur Urol, 2015, 67（2）: 283-288.

［83］Weiss J P, Blaivas J G, Van Kerrebroeck P, et al. Nocturia: Causes, Consequences and Clinical Approaches［M］. New York: Springer, 2012.

［84］Van Kerrebroeck P, Abrams P, Chaikin D, et al. The standardisation of terminology in nocturia: report from the Standardisation Sub-committee of the International Continence Society［J］. Neurourol Urodyn, 2002, 21（2）: 179-183.

［85］Hashim H, Abrams P. Is the bladder a reliable witness for predicting detrusor overactivity?［J］. J Urol, 2006, 175（1）: 191-195.

［86］Al-Zahrani A A, Gajewski J. Urodynamic findings in women with refractory overactive bladder symptoms［J］. Int J Urol, 2016, 23（1）: 75-79.

［87］Matharu G，Donaldson M M，McGrother C W，et al. Relationship between urinary symptoms reported in a postal questionnaire and urodynamic diagnosis ［J］. Neurourol Urodyn，2005，24（2）：100-105.

［88］Krystal A D，Preud'homme X A，Amundsen C L，et al. Detrusor overactivity persisting at night and preceding nocturia in patients with overactive bladder syndrome：a nocturnal cystometrogram and polysomnogram study ［J］. J Urol，2010，184（2）：623-628.

［89］Oelke M，Baard J，Wijkstra H，et al. Age and bladder outlet obstruction are independently associated with detrusor overactivity in patients with benign prostatic hyperplasia ［J］. Eur Urol，2008，54（2）：419-426.

［90］Oh M M，Kim J W，Kim J J，et al. Is there a correlation between the outcome of transurethral resection of prostate and preoperative degree of bladder outlet obstruction? ［J］. Asian J Androl，2012，14（4）：556-559.

［91］Weinberger J M，Weiss J P，Kashan M，et al. Nocturia：why do people void at night? ［J］. J. Urol，2013，189，e800-801.

［92］Cornu J N，Abrams P，Chapple C R，et al. A contemporary assessment of nocturia：definition，epidemiology，pathophysiology，and management—a systematic review and meta-analysis ［J］. Eur Urol，2012，62（5）：877-890.

［93］Weiss J P，Blaivas J G，Stember D S，et al. Nocturia in adults：etiology and classification ［J］. Neurourol Urodyn，1998，17（5），467-472.

［94］Tobler I. Why do we sleep? Contributions from animal research ［J］. Ther Umsch，2000，57（7）：417-420.

［95］Broman J E，Lundh L G，Hetta J. Insufficient sleep in the general population ［J］. Neurophysiol Clin，1996，26（1）：30-39.

［96］Endeshaw Y W，Johnson T M，Kutner M H，et al. Sleep-disordered breathing and nocturia in older adults ［J］. J Am Geriatr Soc，2004，52（6）：957-960.

［97］Krieger J，Laks L，Wilcox I，et al. Atrial natriuretic peptide release during sleep in patients with obstructive sleep apnoea before and during treatment with nasal continuous positive airway pressure ［J］. Clin Sci，1989，77（4）：407-411.

［98］Ozben S，Guvenc T S，Huseyinoglu N，et al. Low serum copeptin levels in patients with obstructive sleep apnea ［J］. Sleep Breath，2013，17（4）：1187-1192.

［99］Pressman M R，Figueroa W G，Kendrick-Mohamed J，et al. Nocturia：a rarely recognized symptom of sleep apnea and other occult sleep disorders ［J］. Arch Intern Med，1996，156（5）：545-550.

［100］Zeitzer J M，Bliwise D L，Hernandez B A，et al. Nocturia compounds nocturnal wakefulness in older individuals with insomnia［J］. J Clin Sleep Med，2013，9（3）：259-262.

［101］Tyagi S，Resnick N M，Perera S，et al. Behavioral treatment of insomnia: also effective for nocturia［J］. J Am Geriatr Soc，2014，62（1）：54-60.

［102］Asplund R，Aberg H. Health of the elderly with regard to sleep and nocturnal micturition［J］. Scand J Prim Health Care，1992，10（2）：98-104.

［103］Benca R M，Quintas J. Sleep and host defenses: a review［J］. Sleep，1997，20（11）：1027-1037.

［104］Bliwise D L，Foley D J，Vitiello M V，et al. Nocturia and disturbed sleep in the elderly［J］. Sleep Med，2009，10（5）：540-548.

［105］Obayashi K，Saeki K，Kurumatani N. Quantitative association between nocturnal voiding frequency and objective sleep quality in the general elderly population: the HEIJO-KYO cohort［J］. Sleep Med，2015，16（5），577-582.

［106］Parthasarathy S，Fitzgerald M，Goodwin J L，et al. Nocturia, sleep-disordered breathing, and cardiovascular morbidity in a community-based cohort［J］. PLoS One，2012，7（2）：e30969.

［107］Keenan S A. Normal human sleep［J］. Respir Care Clin，1999，5（3）：319-331.

［108］Tasali E，Leproult R，Ehrmann D A，et al. Slow-wave sleep and the risk of type 2 diabetes in humans［J］. Proc Natl Acad Sci USA，2008，105（3）：1044-1049.

［109］Herzog N，Jauch-Chara K，Hyzy F，et al. Selective slow wave sleep but not rapid eye movement sleep suppression impairs morning glucose tolerance in healthy men［J］. Psychoneuroendocrinology，2013，38（10）：2075-2082.

［110］Cedernaes J，Lampola L，Axelsson E K，et al. A single night of partial sleep loss impairs fasting insulin sensitivity but does not affect cephalic phase insulin release in young men［J］. J Sleep Res，2016，25（1）：5-10.

［111］Chami H A，Gottlieb D J，Redline S，et al. Association between glucose metabolism and sleep-disordered breathing during REM sleep［J］. Am J Respir Crit Care Med，2015，192（9）：1118-1126.

［112］Kudlow P A，Cha D S，Lam R W，et al. Sleep architecture variation: a mediator of metabolic disturbance in individuals with major depressive disorder［J］. Sleep Med，2013，14（10）：943-949.

［113］Fung M M，Peters K，Redline S，et al. Decreased slow wave sleep increases risk of developing hypertension in elderly men［J］. Hypertension，2011，

58（4）：596-603.

[114] Van Kerrebroeck P, Rezapour M, Cortesse A, et al. Desmopressin in the treatment of nocturia: a double-blind, placebo-controlled study [J]. Eur Urol, 2007, 52（1）：221-229.

[115] Finan P H, Quartana P J, Smith M T. The Effects of sleep continuity disruption on positive mood and sleep architecture in healthy adults [J]. Sleep, 2015, 38（11）：1735-1742.

[116] Bliwise D L, Dijk D J, Juul K V. Nocturia is associated with loss of deep sleep independently from sleep apnea [J]. Neurourol Urodyn,2015,34（4）：392.

[117] Bliwise D L, Holm-Larsen T, Goble S, et al. Short time to first void is associated with lower whole-night sleep quality in nocturia patients [J]. J Clin Sleep Med, 2015, 11（1）：53-55.

[118] Bliwise D L, Holm-Larsen T, Goble S. Increases in duration of first uninterrupted sleep period are associated with improvements in PSQI-measured sleep quality [J]. Sleep Med, 2014, 15（10）：1276-1278.

[119] Buysse D J, Reynolds C F, Monk T H, et al. The Pittsburgh Sleep Quality Index: a new instrument for psychiatric practice and research [J]. Psychiatry Res, 1989, 28（2）：193-213.

[120] Bliwise D, Juul K V, Larsen T, et al. Increase in first undisturbed sleep period（FUSP）is associated with a reduction in random blood glucose in nocturia patients [J]. Eur Urol, 2015, 14（2）：e550-e550a.

# 第三章
# 夜尿症的病理生理学研究进展

近来，有关夜尿症的病理生理学研究出现一些进展，本章探讨了尿路上皮的重吸收功能，夜尿症与昼夜节律紊乱的关系，褪黑素在夜尿症中的作用，以及膀胱细胞线粒体功能在导致夜尿症患者膀胱容量下降中的作用。

## 第一节　膀胱的尿路上皮重吸收

在一个多世纪以前，已经有证据表明，物质可以通过膀胱的尿路上皮重新吸收[1]。从膀胱中吸收水是冬眠哺乳动物（例如美国黑熊）的一种生理现象。冬眠哺乳动物虽然产生尿液，但在冬眠期间不会排出尿液[2]。

最近的一项研究表明，在"陡-平模式"期间，膀胱在入睡后不久即达到最大功能容量，并稳定地保持功能容量，直到早晨醒来[3]。在此过程中，膀胱容量出现暂时减少而无排尿现象，这提示膀胱中的水分被吸收。因此，越来越多的证据表明，尿路上皮在溶质和液体的再吸收中都起着积极的作用，并且能够改变尿液的最终成分[4-8]。水通道蛋白（aquaporin，AQP）促进了跨尿路上皮的水运输。AQP 家族蛋白在哺乳动物尿路上皮中有不同的表达[9-13]。尿道上皮 AQP 基因和蛋白表达随生理环境的变化而动态变化。聚合酶链反应、蛋白质印迹分析和免疫组化实验显示，膀胱扩张 3 h 后，大鼠膀胱中 AQP2 的基因和蛋白表达增加，但 AQP1 或 AQP3 表达无明显变化[13]。在此期间，尿量、$Na^+$ 和 $Cl^-$ 浓度均明显降低。通过小干扰 RNA（siRNA）敲除尿路上皮细胞 AQP2 后，3 h 扩张后尿量没有下降，进一步支持了 AQP2 在膀胱扩张下的促进水吸收的功能[13]。

尿液成分也会影响 AQP 的表达，再次证明了水重吸收的动态调节。通过蛋白质印迹和免疫荧光分析，尿渗透压（500 mmol/L NaCl）的增加显著增强了培养状态下人尿路上皮 AQP3 的蛋白表达[10]。

但这种上调不受高浓度甘露醇、葡萄糖或尿素的影响。

最近在小鼠膀胱中进行的一项研究提出了一种潜在的方法，用于研究在控制膀胱内压力和（或）容量的条件下，物质通过尿路上皮进入固有层的情况[14]。通过使用裸露的、无逼尿肌的膀胱，可以完善已建立的插管小鼠膀胱的体外膀胱压力记录，从而使研究人员能够在管腔内和黏膜内检测感兴趣的物质。将这一方法纳入利用重水（$D_2O$）、siRNA 敲除水通道蛋白、改变渗透压或压力/体积的研究中，将使水通道蛋白在对应生理条件下的功能得到进一步检测。

然而，一个尚待解决的问题是水通道蛋白在膀胱中的表达和功能是如何调节的。在肾的集合管中，水通过 AQP 的通透性受血管升压素的调节。然而，到目前为止，只有一项研究表明血管升压素受体在哺乳动物尿路上皮中表达，并且其表达随着年龄的增长而增加，从而为血管升压素和去氨升压素提供了额外的作用位点，以及其在临床条件下对液体和溶质成分的潜在影响，尤其是对常常困扰老年人的夜尿症的影响[15]。与肾相比，膀胱尿路上皮水转运的速率和幅度还需要进一步的研究，因为目前有关肾-膀胱动力学在调节整体液体流量方面的研究非常有限。

# 第二节　膀胱功能的昼夜节律

夜尿症的潜在含义是昼夜节律失调，因为正常情况下通过减少夜间尿液的产生，来减少夜间的排尿量和次数。除了睡眠模式紊乱外，这种失调可能源于多尿/夜间多尿和（或）膀胱容量的下降。

本节将讨论可能导致夜尿症相关的膀胱功能变化，并探讨是否与昼夜节律的紊乱相关。原则上，膀胱功能的改变可以通过几种方式影响夜尿症：改变逼尿肌的收缩活动，改变盐和水跨膀胱壁的运输，或改变感知膀胱容量和尿液成分的传入机制。

**1. 生物钟**　　在哺乳动物中公认的是，下丘脑视交叉上核中有一个"昼夜节律生物钟"，该生物钟通过光照射视网膜而保持与昼夜的同步。该生物钟通过激素、神经或其他途径与周围组织传递信息，因此它们也以昼夜节律的方式运行。此外，所有组织本身都通过增强生物钟的转录−翻译反馈（TTF）环来保持固有的昼夜节律。

TTF 环由正反馈路径和负反馈路径组成，它们的作用不同相，以产生有节奏的周期性反应。细胞内生物钟和 BMAL1 蛋白二聚化并转运至细胞核，与 E-box 启动子结合，后者驱动生物钟基因 *Per1-3* 和 *Cry1/2* 以及其他细胞生物钟控制基因的转录。*Bmal1* 基因表达受 Rev-Erb $\alpha/\beta$ 和 ROR $\alpha/\beta$ 调节，代表 TTF 环的正向分支。产生的 PER1-3、CRY1/2 蛋白在细胞质中二聚化并转移至细胞核，在细胞核中它们抑制生物钟 /BMAL1 的作用，表达 TTF 环的负向分支。PER1-3、CRY1/2 的降解时间为生物钟 /BMAL1 和 PER1-3/CRY1/2 的异相产生，并在 24 h 内转换。总基因组的 2% ～ 10% 由生物钟控制，包括几种对转运和传感功能很重要的尿路上皮蛋白。应该强调的是，关于昼夜节律的分子机制的许多工作是在啮齿动物中进行的，这些啮齿动物在黑暗时活跃，在明亮时睡眠。昼夜节律生物学家提到了 Zeitgeber（ZT）24 h 周期，ZT-0 是 12 h 明 -12 h 暗（睡眠活跃）周期的开始。当从动物身上切除组织时，需要考虑的一个重要因素是昼夜节律会迅速失去同步性。生物钟基因的重新同步需要通过短脉冲地塞米松处理或 50% 血清处理培养细胞[16]。

**2. 逼尿肌功能的昼夜节律**　一项通过离体小鼠逼尿肌来分析逼尿肌收缩力的研究（通过对高 K 超融合或神经介导的收缩反应的评估）未显示无昼夜节律变异性[17]。但是，在睡眠阶段即将结束之前，自发收缩幅度明显更大（ZT-10），在活动阶段逐渐下降。认为这种自发性收缩有助于维持膀胱壁的基础张力。但是，睡眠期的不同活动模式也预示着睡眠不同阶段的相应功能，这些活动变化的意义尚待阐明。此外，已经在心肌中证明了代谢功能的昼夜节律变化[18]，但在逼尿肌中并未系统地研究，这预示着将来需要研究的方向。

**3. 尿路上皮感觉功能的昼夜节律**　有许多证据表明尿路上皮的感觉功能表现出昼夜节律。尿路上皮维持有效的屏障，以保护上皮下组织免受尿液的不利环境的影响。然而，尿路上皮也具有转运盐和水的能力，具有缩小膀胱容量的能力，但该功能是否受昼夜节律影响尚不清楚。膀胱容量和尿液成分的感觉由张力依赖性神经递质释放介导，例如三磷酸腺苷（ATP）和乙酰胆碱（ACh）[19-20]。此外，神经递质的释放与盐转运有关，因为通过尿路上皮钠通道（ENaC）的 $Na^+$ 转运引起的尿路上皮膜电位的下降，极大地减弱了 ATP 的释放[21]。细胞内 $Ca^{2+}$ 是 ATP 释放的关键介质，有几条机械敏感途径促进 $Ca^{2+}$ 内流，包括 TRPV1/4 通道[22]、Piezo 非特异性阳离子通道[23] 和 ENaC（其细胞内 $Na^+$ 升高通过 $Na^+/Ca^{2+}$ 交换增加 $Ca^{2+}$）。ATP 释放的途径包括连接蛋白（Cx）/附件蛋白（pannexin）通道（特别是 Cx26）和囊泡核苷酸运输。因此，屏障和感觉功能之间保持平衡对于确保足够的排尿频率至关重要。然而，由于在正常情况下睡眠期间不会排尿，因此昼夜节律与这种平衡有关。因此，可以认为夜尿症代表这种平衡的紊乱。重要的是，未来关于夜尿和尿路上皮功能障碍之间的潜在关系的研究必须关注年龄的因素，因为已知高龄与夜尿和异常的尿路上皮功能有关。

**4. 尿路上皮运输功能的昼夜节律** 肾对盐和水的处理具有昼夜节律，这是肾单位周期性调节的功能。反过来，这也受到抗利尿激素（血管升压素）和盐皮质激素（醛固酮）昼夜分泌节律的影响。然而，先前的部分也证明了盐和水在肾下游尿路上皮屏障中转运[24]。此外，膀胱尿路上皮中存在适当的途径，分别以 ENaC 和水通道蛋白（特别是 AQP3、AQP9 和 AQP11）的形式进行跨细胞的盐和水的运输。这些途径在膀胱尿路上皮中的昼夜节律性表达受到的关注较少，这将是一个有待进一步研究的富有成果的领域。另外，肾集合管细胞中的 *Per1* 基因敲除会降低 ENaC 蛋白的表达和 $Na^+$ 重吸收[25-26]，提示其昼夜节律性调节。AQP 在其他组织中也显示昼夜节律的表达[27-28]。

总体而言，有令人信服的证据表明，膀胱尿路上皮的感觉功能受到昼夜节律的控制，在睡眠阶段，机械感觉和神经递质的释放被下调。昼夜调节盐和水跨尿路上皮运输的证据还不清楚。尽管生物钟系统的基因敲除动物提供了研究特定细胞中昼夜节律活动的模型，但它们不会回答为什么昼夜节律紊乱会发展为病理过程这一问题。为了回答这个问题，需要在尿路上皮组织中评估破坏 Clock-Bmal1-Per-Cry 的潜在细胞过程。

## 第三节 褪黑素对膀胱功能的影响

视网膜中含黑色素的神经节感光细胞通过视网膜下丘脑束发出信号，光/暗循环带动了视交叉上核中神经元的活动[29]。视交叉上核的神经元放电被褪黑素抑制。褪黑素是一种源自氨基酸的色氨酸激素，通过 G 蛋白偶联受体 MT1 和 MT2 分泌。内源性褪黑素由脊椎动物的松果体分泌，白天的水平低，夜间的水平高。无论动物是白天活动、夜间活动或傍晚活动，都可以观察到这种昼夜节律性分泌[30]。视交叉上核通过分布于脑干和颈髓中间外侧角细胞不同核的多突触神经通路来调节这种昼夜节律模式。来自颈上神经节的节后纤维支配松果体，并通过去甲肾上腺素的释放来调节褪黑素的合成[31]。

实验研究表明褪黑素可以影响膀胱功能。在高渗诱导的慢性膀胱过度活动（OAB）大鼠模型中，给予褪黑素可改善膀胱过度活动，并抑制交感神经冲动[32]。褪黑素可恢复衰老豚鼠膀胱肌条受损的收缩功能[33]。褪黑素还能减弱 ACh 和 KCl 引起的豚鼠离体膀胱肌条的收缩[34]。这些研究表明，褪黑素可能通过直接调节和神经调节机制影响膀胱功能；然而，确切的机制和昼夜变化的规律性尚待进一步了解。

## 第四节 低膀胱容量与线粒体功能

根据频率/容量表评估的结果[35]，有 18%～43% 的患者因膀胱容量减少而导致夜尿症。因此，需要关注低膀胱容量（low bladder capacity，LBC）导致的夜尿症的治疗[36]。方法是了解此类夜尿症患者的治疗转归。一般认为与 LBC 有关夜尿症患者的改善是由于膀胱容量的增加。最近的一项研究表明，全天或夜间膀胱容量低的夜尿症患者，是通过减少尿量而不是增加膀胱容量来改善症状的[37]。

LBC 患者可以通过四种机制来改善夜尿症：

1. 夜间尿液产生量减少（反映为夜间排尿次数减少）。

2. 夜间接近最大膀胱容量时才排尿（反映在夜间膀胱容量指数降低）。

3. 夜间尿量（NUV）与膀胱容量更接近（反映为夜尿指数降低）。

4. 睡前少饮水（24 h 饮水量无明显下降）。

夜尿症状改善的患者，其膀胱容量并未改变。这项研究表明，尽管没有夜间多尿，降低夜间尿量的产生是治疗 LBC 患者夜尿症的一项合理策略[37]。然而，旨在控制尿液产生的措施很难用于治疗 LBC 导致的夜尿症。具有临床意义的增加膀胱容量的药物疗法尚不存在。现今临床用于治疗 OAB 的药物，无论是抗毒蕈碱药物还是 β-3 受体激动剂，对排尿量的提高都非常有限。例如，在一项使用米拉贝隆治疗 OAB 的研究中[38]，试验组排尿量仅比安慰剂组增加了每次 12 ml。因此，急需找到增加膀胱容量和排尿量的药物。

显然，使用针对膀胱自主受体的药物在改善膀胱容量方面是无效的，因此，需要针对膀胱中逼尿肌张力和传入信号的非自主分子通路进行新药研发。其中一个潜在靶点是细胞氧化代谢，它主要发生在线粒体中。膀胱出口部分梗阻后的膀胱功能缺陷与 Krebs 循环中两种重要的氧化酶——苹果酸脱氢酶和柠檬酸合成酶的活性下降有关。此类酶活性的降低与先前观察到的氧化代谢的降低相一致，并且似乎与组织无法提供充足的代谢产生的能量来保障充分的收缩功能有关[39]。在部分膀胱出口梗阻后立即出现线粒体酶活性下降[40]。尽管线粒体酶 NADH- 细胞色素 C 还原酶和细胞色素氧化酶的活性在梗阻解除后 7 天内恢复到对照水平，但上述 Krebs 循环酶未见明显恢复。这表明膀胱细胞色素的调节机制与 Krebs 循环酶的调节机制大不相同。

在膀胱出口梗阻的情况下，当膀胱内压力升至高于毛细血管压力时，膀胱壁会出现缺血[41]。但是，体外研究表明逼尿肌通常进行无氧代谢和有氧代谢。缺氧条件下，逼尿肌收缩力最初会降低，但仍有功能。去除底物和氧气后，逼尿肌层中神经的永久性损害可以抵消这一影响。膀胱过度活动症患者的逼尿肌层组织显示出分布不均的神经支配，这表明周期性缺血和神经元死亡可能导致膀胱过度活动。因此，可以认为由于慢性膀胱出口梗阻引起的局部缺血导致了神经元、小血管丢失，以及氧化磷酸化电子传递链机制受到抑制引起 ATP 的产生减少。目前尚不清楚哪一个是原发性的，也不清楚是否是一个恶性循环。

膀胱容量异常导致的夜尿症是一个功能性问题，值得研究以加强我们对膀胱壁组织代谢途径的理解。由于 ATP 既是细胞能量的来源，又是涉及传入信号的神经递质[42]，膀胱容量异常的治疗需要了解线粒体的氧化磷酸化。迄今为止，抑制线粒体电传导的因子（叠氮化钠、戊巴比妥和缺氧）是非特异性的，会影响重要器官，如心肌和大脑。因此，需要研究选择性影响逼尿肌/尿路上皮的氧化通路的药物。

## 参考文献

［1］Ashdown H H. Absorption from the mucous membrane of the urinary bladder［J］. J Anat Physiol，1887，21（Pt 2）：299-324.

［2］Spector D A，Deng J，Coleman R，et al. The urothelium of a hibernator：the American black bear［J］. Physiol Rep，2015，3（6）：e12429.

［3］Watanabe H，Azuma Y. Periodical measurement of urine volume in the bladder during sleep：temporary volume reduction suggestive of absorption［J］. Int J Urol，2016，23（2）：182-187.

［4］Eaton DC. Intracellular sodium ion activity and sodium transport in rabbit urinary bladder［J］. J Physiol，1981，316：527-544.

［5］Hohlbrugger G. Changes of hypo-and hypertonic sodium chloride induced by the rat urinary bladder at various filling stages. Evidence for an increased transurothelial access of urine to detrusor nerve and muscle cells with distension［J］. Eur Urol，1987，13（1-2）：83-89.

［6］Lewis S A，Diamond J M. $Na^+$ transport by rabbit urinary bladder，a tight epithelium［J］. J Membr Biol，1976，28（1）：1-40.

［7］McCloskey K D，Vahabi B，Fry C H. Is electrolyte transfer across the urothelium important？：ICI-RS 2015［J］. Neurourol Urodyn，2017，36（4）：863-868.

［8］Shafik A，Shafik I，El Sibai O，et al. Changes in the urine composition during its passage through the ureter. A concept of urothelial function [J]. Urol Res, 2005, 33 (6): 426-428.

[9] Yu W, Hill W G, Apodaca G, et al. Expression and distribution of transient receptor potential (TRP) channels in bladder epithelium [J]. Am J Physiol Renal Physiol, 2011, 300 (1): F49-F59.

[10] Rubenwolf PC, Georgopoulos NT, Kirkwood LA, et al. Aquaporin expression contributes to human transurothelial permeability in vitro and is modulated by NaCl [J]. PLoS One, 2012, 7 (9): e45339.

[11] Rubenwolf P C, Georgopoulos N T, Clements L A, et al. Expression and localisation of aquaporin water channels in human urothelium in situ and in vitro [J]. Eur Urol, 2009, 56 (6): 1013-1023.

[12] Manso M, Drake M J, Fry C H, et al. Expression and localization of aquaporin water channels in adult pig urinary bladder [J]. J Cell Mol Med, 2019, 23 (5): 3772-3775.

[13] Morizawa Y, Torimoto K, Hori S, et al. Aquaporin-2 plays an important role in water transportation through the bladder wall in rats [J]. Neurourol Urodyn, 2018, 37 (8): 2434-2440.

[14] Durnin L, Kwok B, Kukadia P, et al. An ex vivo bladder model with detrusor smooth muscle removed to analyse biologically active mediators released from the suburothelium [J]. J Physiol, 2019, 597 (6): 1467-1485.

[15] Birder L A, Wolf-Johnston A S, Jackson E K, et al. Aging increases the expression of vasopressin receptors in both the kidney and urinary bladder [J]. Neurourol Urodyn, 2019, 38 (1): 393-397.

[16] Buhr E D, Takahashi J S. Molecular components of the mammalian circadian clock [J]. Handb Exp Pharmacol, 2013, 217: 3-27.

[17] White R S, Zemen B G, Khan Z, et al. Evaluation of mouse urinary bladder smooth muscle for diurnal differences in contractile properties [J]. Front Pharmacol, 2014, 5: 293.

[18] Durgan D J, Young M E. The cardiomyocyte circadian clock: emerging roles in health and disease [J]. Circ Res, 2010, 106 (4): 647-658.

[19] Ferguson D R, Kennedy I, Burton T J. ATP is released from rabbit urinary bladder epithelial cells by hydrostatic pressure changes—a possible sensory mechanism? [J]. J Physiol, 1997, 505 (Pt 2): 503-511.

[20] McLatchie L M, Young J S, Fry C H. Regulation of ACh release from guinea pig bladder urothelial cells: potential role in bladder filling sensations [J]. Br J Pharmacol, 2014, 171 (14): 3394-3403.

[21] Dunning-Davies B M, Fry C H, Mansour D, et al. The regulation of ATP

release from the urothelium by adenosine and transepithelial potential［J］. BJU Int，2013，111（3）：505-513.

［22］Coste B，Mathur J，Schmidt M，et al. Piezo1 and Piezo2 are essential components of distinct mechanically activated cation channels［J］. Science，2010，330（6000）：55-60.

［23］Ihara T，Mitsui T，Nakamura Y，et al. The clock mutant mouse is a novel experimental model for nocturia and nocturnal polyuria［J］. Neurourol Urodyn，2017，36（4）：1034-1038.

［24］Johnston J G，Pollock D M. Circadian regulation of renal function［J］. Free Radic Biol Med，2018，119：93-107.

［25］Gumz M L，Stow L R，Lynch I J，et al. The circadian clock protein period 1 regulates expression of the renal epithelial sodium channel in mice［J］. J Clin Invest，2009，119（8）：2423-2434.

［26］Richards J，Jeffers L A，All S C，et al. Role of Per1 and the mineralocorticoid receptor in the coordinate regulation of alphaENaC in renal cortical collecting duct cells［J］. Front Physiol，2013，4：253.

［27］Matsunaga N，Itcho K，Hamamura K，et al. 24-hour rhythm of aquaporin-3 function in the epidermis is regulated by molecular clocks［J］. J Invest Dermatol，2014，134（6）：1636-1644.

［28］Zuber A M，Centeno G，Pradervand S，et al. Molecular clock is involved in predictive circadian adjustment of renal function［J］. Proc Natl Acad Sci U S A，2009，106（38）：16523-16528.

［29］Berson D M，Dunn F A，Takao M. Phototransduction by retinal ganglion cells that set the circadian clock［J］. Science，2002，295（5557）：1070-1073.

［30］Arendt J，Skene D J. Melatonin as a chronobiotic［J］. Sleep Med Rev，2005，9（1）：25-39.

［31］Moore R Y. Neural control of the pineal gland［J］. Behav Brain Res，1996，73（1-2）：125-130.

［32］Juszczak K，Ziomber A，Machowska A，et al. The ameliorating effect of exogenous melatonin on urinary bladder function in hyperosmolar bladder overactivity and its influence on the autonomic nervous system activity［J］. Acta Medica（Hradec Kralove），2011，54（2）：63-68.

［33］Gomez-Pinilla P J，Gomez M F，Swärd K，et al. Melatonin restores impaired contractility in aged guinea pig urinary bladder［J］. J Pineal Res，2008，44（4）：416-425.

［34］Semercioz A，Onur R，Ayar A，et al. The inhibitory role of melatonin on isolated guinea-pig urinary bladder：an endogenous hormone effect［J］.

BJU Int, 2004, 94（9）: 1373-1376.

［35］Weiss J P, Blaivas J G. Nocturia［J］. J Urol, 2000, 163（1）: 5-12.

［36］Denys M A, Cherian J, Rahnama'i M S, et al. ICI-RS 2015-Is a better understanding of sleep the key in managing nocturia?［J］. Neurourol Urodyn, 2018, 37（7）: 2048-2052.

［37］Epstein M R, Monaghan T, Weiss J P. Etiology of nocturia response in men with diminished bladder capacity［J］. Neurourol Urodyn, 2019, 38（1）: 215-222.

［38］Chapple C R, Siddiqui E. Mirabegron for the treatment of overactive bladder: a review of efficacy, safety and tolerability with a focus on male, elderly and antimuscarinic poor-responder populations, and patients with OAB in Asia［J］. Expert Rev Clin Pharmacol, 2017, 10（2）: 131-151.

［39］Haugaard N, Potter L, Wein A J, et al. Effect of partial obstruction of the rabbit urinary bladder on malate dehydrogenase and citrate synthase activity［J］. J Urol, 1992, 147（5）: 1391-1393.

［40］Hsu T H S, Levin R M, Wien A J, et al. Alterations of mitochondrial oxidative metabolism in rabbit urinary bladder after partial outlet obstruction［J］. Mol Cell Biochem, 1994, 141（1）: 21-26.

［41］Brading A, Pessina F, Esposito L, et al. Effects of metabolic stress and ischaemia on the bladder, and the relationship with bladder overactivity［J］. Scand J Urol Nephrol Suppl, 2004, 215: 84-92.

［42］Takezawa K, Kondo M, Nonomura N, et al. Urothelial ATP signaling: what is its role in bladder sensation?［J］. Neurourol Urodyn, 2017, 36（4）: 966-972.

# 第四章
# 夜尿症的评估

　　夜尿症的临床评估旨在确定症状的严重程度和对生活质量的影响，并探究患者的潜在发病机制。严重的夜尿症可能反映出患者可能有严重的潜在问题，并且可能对生活质量产生很大的影响。然而，困扰的程度不一定与症状严重程度相对应，因为个体对症状的反应不同。年轻人常常会因夜尿症状而烦恼，而老年人更容易忍受类似严重程度的夜尿症。因此，应同时考虑症状的严重程度和困扰程度。

　　夜尿症不仅是一种下尿路症状，也是生理功能异常的一种表现[1]。人体会根据生理需求来产生相应的尿量，以排除过量的水（利尿）或过量的盐（利钠）；某些情况会导致超出正常生理需求的过量水或盐的排泄。因此，夜尿症（通常是夜间多尿）或多尿症（夜间和白天均产生过量尿液）可以反映全身状况或肾小管功能情况。

　　临床评估首先确定是否可能存在需要治疗的潜在疾病，其次是夜尿本身是否需要治疗。与任何其他临床症状一样，临床评估从病史开始，可以采用症状问卷的方式。常用问卷已经过验证，可以对症状严重程度和困扰进行评分，可以更加高效和全面地评估病史。排尿日记对于评估潜在发病机制和病因至关重要。在某些情况下可能需要进行辅助检查。

## 第一节　病史和体检

　　**1. 病史**　需要确定是否存在储尿、排尿和排尿后下尿路症状。如果患者在夜间醒来一次或一次以上排尿，则可以诊断为夜尿症[2]。除夜尿症之外，如果还存在其他下尿路症状，表明下尿路功能障碍可能是夜尿症的一个促成因素。夜尿症应注意与夜间遗尿进行区别，夜间遗尿是患者在睡眠状态下出现的排尿，因此弄湿了床和衣服。夜尿症也可能是膀胱疼痛综合征的症状，因此应该询问是否存在与膀胱充盈有关的疼痛，而排空后疼痛缓解。症状评估问卷可以便捷、全面、系统地评估相关症状。有针对夜尿症严重程度和生活质量的专门问卷。国际尿失禁咨询问卷（ICIQ）已经制订了针对夜尿症（ICIQ-N）的特定问卷（表4-1）和夜尿症的生活质量问卷（ICIQ-NQoL）（表4-2）[3]。这些问卷对夜尿症的诊断非常有帮助。

表 4-1 国际尿失禁咨询问卷-夜尿症（ICIQ-N）

| □□ □□ □□ □□□ | ICIQ-N | | □□ □□ □□□ |
|---|---|---|---|
| 受试者编号 | | | 日期 |
| 夜尿症<br>下尿路症状常见，而且这些症状使患者的日常生活出现困扰，请按照您过去4周内的平均状况填写下表 | | | |
| 1. 生日 | | | □□ □□ □□<br>年　月　日 |
| 2. 性别 | | | 男□　　女□ |
| 3a. 您每日白天排尿几次？ | 1～6 次<br>7～8 次<br>9～10 次<br>11～12 次<br>13 次或以上 | □　0<br>□　1<br>□　2<br>□　3<br>□　4 | |
| 3b. 这对您生活困扰大吗？［请于0～10之间打分（0分：不构成困扰, 10分：十分困扰）］<br>　　　　0　1　2　3　4　5　6　7　8　9　10<br>　　不成问题　　　　　　　　　十分困扰 | | | |
| 4a. 您夜间需起夜几次？ | 0 次<br>1 次<br>2 次<br>3 次<br>4 次或以上 | □　0<br>□　1<br>□　2<br>□　3<br>□　4 | |
| 4b. 这对您生活困扰大吗？［请于0～10之间打分（0分：不构成困扰, 10分：十分困扰）］<br>　　　　0　1　2　3　4　5　6　7　8　9　10<br>　　不成问题　　　　　　　　　十分困扰 | | | |

**表 4-2 国际尿失禁咨询问卷-夜尿症生活质量（ICIQ-NQoL）**

| □□ □□ □□ □□□　　　　ICIQ-NQoL | □□ □□ □□ |
|---|---|
| 受试者编号 | 日期 |

夜尿症
下尿路症状常见，而且这些症状使患者的日常生活出现困扰，请按照您过去 2 周内的平均状况填写下表

| 1. 生日 | □□ □□ □□ |
|---|---|
| | 年　　月　　日 |

| 2. 性别 | 男□　　女□ |
|---|---|

过去 2 周内，起夜排尿对第二天状态的影响

| 3. 夜尿是否使您第二天很难集中精力？ | 每天　□ 0<br>绝大多数日子　□ 1<br>有些时候　□ 2<br>很少　□ 3<br>从来没有　□ 4 |
|---|---|
| 4. 夜尿使您第二天无精打采吗？ | 每天　□ 0<br>绝大多数日子　□ 1<br>有些时候　□ 2<br>很少　□ 3<br>从来没有　□ 4 |
| 5. 夜尿使您第二天需要午睡吗？ | 每天　□ 0<br>绝大多数日子　□ 1<br>有些时候　□ 2<br>很少　□ 3<br>从来没有　□ 4 |
| 6. 夜尿使您第二天工作效率降低吗？ | 每天　□ 0<br>绝大多数日子　□ 1<br>有些时候　□ 2<br>很少　□ 3<br>从来没有　□ 4 |

| | | | |
|---|---|---|---|
| 7. 夜尿使您放弃过去经常参加的活动吗？ | 非常多<br>相当多<br>比较多<br>一点不多<br>没有 | ☐<br>☐<br>☐<br>☐<br>☐ | 0<br>1<br>2<br>3<br>4 |
| 8. 夜尿使您对饮水时间与饮水量非常注意吗？ | 总是<br>大部分时间<br>有时<br>很少<br>没有 | ☐<br>☐<br>☐<br>☐<br>☐ | 0<br>1<br>2<br>3<br>4 |
| 9. 夜尿使您很难得到充分的夜间睡眠吗？ | 每晚<br>几乎每晚<br>有几晚<br>很少<br>没有 | ☐<br>☐<br>☐<br>☐<br>☐ | 0<br>1<br>2<br>3<br>4 |
| 在过去的 2 周内，我已经 | | | |
| 10. 对由于夜尿起夜干扰他人 | 非常关注<br>相当关注<br>比较关注<br>很少关注<br>不关注 | ☐<br>☐<br>☐<br>☐<br>☐ | 0<br>1<br>2<br>3<br>4 |
| 11. 对夜间起夜做好各种准备 | 总是<br>大部分时间<br>有时<br>很少<br>没有 | ☐<br>☐<br>☐<br>☐<br>☐ | 0<br>1<br>2<br>3<br>4 |
| 12. 担心这种情况会进一步加重 | 非常担心<br>相当担心<br>比较担心<br>很少担心<br>不担心 | ☐<br>☐<br>☐<br>☐<br>☐ | 0<br>1<br>2<br>3<br>4 |

（续表）

| 13. 担心没有有效的治疗方法 | | |
|---|---|---|
| | 非常担心 | ☐ 0 |
| | 相当担心 | ☐ 1 |
| | 比较担心 | ☐ 2 |
| | 很少担心 | ☐ 3 |
| | 不担心 | ☐ 4 |
| 14. 总之，过去 2 周内起夜小便对我的干扰程度 | | |
| | 没有 | ☐ 0 |
| | 有点 | ☐ 1 |
| | 比较 | ☐ 2 |
| | 相当 | ☐ 3 |
| | 非常 | ☐ 4 |
| 15. 总之，我认为我的生活质量属于 | | |
| | 非常好 | ☐ 0 |
| | 好 | ☐ 1 |
| | 一般 | ☐ 2 |
| | 不好 | ☐ 3 |
| | 非常不好 | ☐ 4 |

　　在国际前列腺症状评分（IPSS）中也有夜尿的评分[4]，其相关的问题是在一个月内平均情况下"夜间需要起来排尿几次？"，如果没有夜间起来排尿为 0 分，需要夜间起来排尿 1～5 次分别为 1～5 分（注：此处指符合夜尿症定义的夜间排尿）。IPSS 是针对所有下尿路症状进行的全面评分，而不是针对某个下尿路症状进行评分。最近，一种略微简化的调查问卷被称为"尿急，尿线弱，不完全排空和夜尿（urgency weakness incomplete voiding nocturia，UWIN）评分"[5]，已被验证。另外，匹兹堡睡眠质量指数（PSQI）[6] 是一个常用的评估睡眠质量的问卷。

　　在病史采集时，需询问有关液体摄入和睡眠环境等[7]。应记录晚上摄入的液体量，含咖啡因的饮料及酒精饮料，以及晚上用餐的类型和时间；因为许多食物主要成分是水，如水果、沙拉和蔬菜。应该考虑睡眠环境，例如，噪声情况和温度。还应考虑精神状态，焦虑和抑郁可能是导致睡眠障碍的重要因素。应考虑潜在抑郁症的可能性，并且可以采用简单的筛查措施，例如医院焦虑和抑郁量表（HADS）进行排查。下尿路症状可能会导致焦虑或抑郁，担心下尿路症状是前列腺癌所导致也会出现类似的问题，需要进行简单的筛查和排除。

应询问既往病史，重点关注与尿液产生相关的既往疾病[8]，包括内分泌功能障碍，如糖尿病或尿崩症、充血性心力衰竭、肾功能不全、肺部疾病和神经系统疾病等。还应考虑其他潜在的问题，如勃起功能障碍、呼吸短促、脚踝肿胀和夜间呼吸中断等。此外，应考虑是否存在会影响睡眠的疾病或服用了相关药物。

**2. 体格检查** 体格检查应包括一般的体检和重点检查（如是否有阻塞性睡眠呼吸暂停）。腹部检查包括是否有可触及的压迫了膀胱的腹部或盆腔肿物、可触及的增大的膀胱或肾、盆腔检查、液体潴留的体征（坠积性水肿，常表现为脚踝肿胀）。

男性还应行直肠检查，女性应行阴道检查，以了解有无脱垂、激素状态、肛门张力和感觉。会阴区感知检查以及下肢神经系统检查，有助于诊断与夜尿症有关的神经系统问题。

心血管和呼吸系统检查，以了解有无充血性心力衰竭体征，特别是下肢凹陷性水肿；胸部喘息可以引发夜间呼吸短促，这会导致患者起床和排尿。

测量身高和体重用于计算体重指数，有助于诊断肥胖，而肥胖可能是导致睡眠呼吸暂停的原因。测量血压可以帮助诊断心脏或肾的问题。

# 第二节 排尿日记

**1. 排尿日记的记录** 单靠病史在估测尿量时是不准确的，至少 3 天的排尿日记（bladder diary）的记录是评估夜尿症的主要手段[9]。排尿日记包括记录每次排尿的时间和尿量（用量杯记录），每次饮水的时间及饮水量，以及尿急、尿失禁等相关症状[10]。记录的天数可以从 1 天到 14 天，记录时间的长短需要平衡排尿日记的可靠性和依从性。ICS 建议，对于夜尿症，排尿日记必须持续 24 ~ 72 h[10]。然而，24 h 排尿日记不够全面，因为夜尿可能每天都会有所不同，这与每个人的饮食（饮酒）习惯有关。此外，用 1 日排尿日记评估其他下尿路症状很困难，比如白天排尿次数和尿失禁次数。有学者建议使用 7 天的排尿日记[11]，因为这将包括周末和工作日，但患者有时难以完成，特别是工作期间。一般推荐采用 3 天排尿日记，基于 3 天排尿日记可以提供与 7 天排尿日记相同的信息（表 4-3）。排尿日记应该记录包括睡觉的时间和每次排尿的时间，以及起床的时间[12]。如果只记录排尿的时间和尿量，则称为频率 / 容量表（frequency-volume chart，FVC）。它是一种可以替代排尿日记的简化方式。

### 表 4-3　国际尿失禁咨询问卷-排尿日记（ICIQ-BD）

| □□ □□ □□ □□□　　　　　ICIQ-BD　　　　　□□ □□ □□ |
|---|
| 受试者编号　　　　　　　　　　　　　　　　　　　日期 |
| 　请完成这 3 天的排尿日记，在每列中的相应时间内填入排尿量。如果需要，您可以改变表上指定的时间。<br>　饮料　写下您喝饮品的类型和量。<br>　尿液量　记录白天和晚上每次排尿尿量，以毫升（ml）计，任何量杯都可以。如果无法测出，在此栏打钩。如果漏尿，请记录。<br>　膀胱感觉　当您上厕所时用这些代码记录您的膀胱感觉。<br>　0：如果您没有感觉需要排尿，但是是出于"社会原因"需要排尿，例如在外出之前，或不确定下一个厕所在哪里<br>　1：正常尿感，没有尿急<br>　2：尿急但是是一过性的<br>　3：找到厕所前一直尿急，但是没有漏尿<br>　4：尿急，找到厕所前就漏尿 |
| 1. 生日　　　　　　　　　　　　　　　　　□□ □□ □□<br>　　　　　　　　　　　　　　　　　　　　年　　月　　日 |
| 2. 性别　　　　　　　　　　　　　　　　　男□　　　女□ |

**47**

（续表）

排尿日记

| 第一天 | | | | | □□ □□ □□ 日期 |
|---|---|---|---|---|---|
| 时间 | 饮料 | | 排尿量（ml） | 膀胱感觉 | 是否需要 |
| | 量 | 类型 | | | 使用尿垫 |
| 早 6 点 | | | | | |
| 7 点 | | | | | |
| 8 点 | | | | | |
| 9 点 | | | | | |
| 10 点 | | | | | |
| 11 点 | | | | | |
| 12 点 | | | | | |
| 13 点 | | | | | |
| 14 点 | | | | | |
| 15 点 | | | | | |
| 16 点 | | | | | |
| 17 点 | | | | | |
| 18 点 | | | | | |
| 19 点 | | | | | |
| 20 点 | | | | | |
| 21 点 | | | | | |
| 22 点 | | | | | |
| 23 点 | | | | | |
| 24 点 | | | | | |
| 凌晨 1 点 | | | | | |
| 2 点 | | | | | |
| 3 点 | | | | | |
| 4 点 | | | | | |
| 5 点 | | | | | |

（续表）

| 第二天 | | | | | □□ □□ □□ 日期 |
|---|---|---|---|---|---|
| 时间 | 饮料 | | 排尿量（ml） | 膀胱感觉 | 是否需要使用尿垫 |
| | 量 | 类型 | | | |
| 早 6 点 | | | | | |
| 7 点 | | | | | |
| 8 点 | | | | | |
| 9 点 | | | | | |
| 10 点 | | | | | |
| 11 点 | | | | | |
| 12 点 | | | | | |
| 13 点 | | | | | |
| 14 点 | | | | | |
| 15 点 | | | | | |
| 16 点 | | | | | |
| 17 点 | | | | | |
| 18 点 | | | | | |
| 19 点 | | | | | |
| 20 点 | | | | | |
| 21 点 | | | | | |
| 22 点 | | | | | |
| 23 点 | | | | | |
| 24 点 | | | | | |
| 凌晨 1 点 | | | | | |
| 2 点 | | | | | |
| 3 点 | | | | | |
| 4 点 | | | | | |
| 5 点 | | | | | |

（续表）

| 第三天 | | | | | □□ □□ □□<br>日期 |
| --- | --- | --- | --- | --- | --- |
| 时间 | 饮料 | | 排尿量（ml） | 膀胱感觉 | 是否需要<br>使用尿垫 |
| | 量 | 类型 | | | |
| 早 6 点 | | | | | |
| 7 点 | | | | | |
| 8 点 | | | | | |
| 9 点 | | | | | |
| 10 点 | | | | | |
| 11 点 | | | | | |
| 12 点 | | | | | |
| 13 点 | | | | | |
| 14 点 | | | | | |
| 15 点 | | | | | |
| 16 点 | | | | | |
| 17 点 | | | | | |
| 18 点 | | | | | |
| 19 点 | | | | | |
| 20 点 | | | | | |
| 21 点 | | | | | |
| 22 点 | | | | | |
| 23 点 | | | | | |
| 24 点 | | | | | |
| 凌晨 1 点 | | | | | |
| 2 点 | | | | | |
| 3 点 | | | | | |
| 4 点 | | | | | |
| 5 点 | | | | | |

排尿日记的字面意思对于大多数患者来说比较容易理解，一般不需要个别指导。排尿日记提供了重要的客观信息，通过排尿日记分析，可以将夜尿症患者分为 24 h 多尿，夜间多尿，睡眠障碍或夜间膀胱容量减少。通过排尿日记也可以了解睡眠持续时间。排尿日记是评估夜尿症最重要和最不可或缺的部分。

**2. 排尿日记的分析** 24 h 多尿定义为 24 h 尿量超过 40 ml/kg 体重。用隔夜缺水试验和肾浓缩能力试验可以鉴别原发性烦渴、中枢性尿崩症和肾性尿崩症。隔夜缺水试验时具有浓缩尿液的能力，证明受试者既能产生 AVP，又能在远端肾单位对 AVP 做出反应，可以诊断为原发性烦渴。如果隔夜缺水试验中不能浓缩度尿液，若肾对 AVP 反应正常则使用 AVP 类似物（如，去氨升压素）可以浓缩尿液，从而可以诊断为中枢性尿崩症。外源性去氨升压素也不能浓缩尿液，提示诊断为肾性尿崩症[13]。

膀胱容量的降低可以是全天的，也可以是夜间的[14]。全天膀胱容量的减少表现为最大排尿量（maximum voiding volume，MVV）降低，可以通过排尿日记中 24 h 内最大的单次排尿量测得。如果夜间单次膀胱容量小于最大膀胱容量，则诊断为夜间膀胱容量减少，并使用夜间膀胱容量指数[15]进行计算［实际夜间排尿次数（ANV）－预测的夜间排尿次数（PNV）］。ANV 不包括醒后的第一次晨尿。PNV 计算公式为夜尿指数（nocturia index，Ni）减 1。Ni 的计算公式为 $Ni = NUV/MVV$。当 ANV 超过 PNV 时，$NBCi > 0$，表明夜间膀胱容量相对于最大膀胱容量降低。建议将 $NBCi > 1.3$ 作为夜尿症是由夜间膀胱容量降低所导致的诊断标准，但目前还没有统一的标准。

夜间多尿指数（nocturnal polyuria index，NPi）计算公式为夜间尿量（NUV；夜间排尿总量，包括第一次晨起的排尿量）除以 24 h 尿量。根据 ICS 的标准[16]，65 岁以上的成年人中，夜间多尿的诊断标准是 $NPi > 33\%$（这一定义称为 NP33 定义），而在 35 岁以下的成年人中，如果 24 h 总尿量是正常的，则诊断标准是 $NPi > 20\%$。35 ~ 65 岁人群 $NPi > 25\%$，诊断为夜间多尿。夜间多尿其他定义包括夜间尿量 $> 90$ ml/h、$NUV > 6.4$ ml/kg 和 $NUV > 0.9$ ml/min。

最近的研究表明[17]，夜间多尿可以是水性利尿、溶质性利尿或混合性利尿。因此，对尿液和肾功能的分析是夜间多尿的有效辅助诊断手段。但临床上还没有常规使用。

**3. 夜间多尿标准的争论**　目前，ICS 对于夜间多尿标准的定义是超过 24 h 尿量的 33%（NP33）[16]，这个定义仍存在争论。如果采用 NP33，高达 70% 的 50～78 岁无夜尿症的男性符合夜间多尿的标准[18]。在一项荟萃分析中[19]，如果采用 NP33 比较有夜间多尿和无夜间多尿者的平均夜间排尿次数，两组的差异仅为 0.6 次。如果将夜间多尿定义为夜间尿量超过 24 h 尿量的 90%，则夜间多尿患者会明显减少。因此，有学者建议[4]，应该把夜间多尿的阈值提高到 NPi > 53%，或者用夜间排尿总量代替夜间尿量占 24 h 尿量百分比来诊断夜间多尿[16, 19]。

# 第三节　实验室检查

**1. 血生化检查**　尿素和电解质的测量是常用的检测，因为慢性肾病可以影响尿量。现在通过估计肾小球滤过率（GFR）可提供更准确的肾功能评估。如果 GFR 正常，并不能排除夜尿症中的肾性因素。因为肾小管是控制尿量的主要因素，并且肾小管功能障碍（例如肾性尿崩症）不一定出现尿素或电解质异常（多由肾小球功能障碍引起）。应检查尿电解质水平，尤其是尿钠水平。因为排出的钠水平能反映利钠对尿液产量的作用。此外，去氨升压素治疗需要正常的基线钠水平[21]。蛋白质水平异常或钙水平异常会影响尿量。前列腺癌与夜尿有关，有些夜尿症患者需要检测前列腺特异性抗原（prostatic specific antigen，PSA）。

**2. 尿液分析**　如果尿常规异常，需要进行尿培养、尿红细胞形态等检测。尿路感染或炎症可导致排尿频率增加，包括夜尿频次。尿液蛋白的存在可能提示需要肾功能评估，而蛋白质与肌酐比率有助于后续的诊断。

# 第四节　辅助检查

**1. 泌尿系超声**　除非肾功能检测或尿液分析异常，或存在显著的残余尿量（postvoid residual urine，PVR），否则通常不需要进行超声检查来观察肾结构和膀胱排空情况。

**2. 自由排尿率和残余尿**　这些检测通常用于评估下尿路症状。最大流速（自由排尿率的指标之一）下降考虑排尿功能障碍，而存在大量 PVR 可能会导致尿频，包括在夜间尿频。

**3. 尿流动力学**　如果同时合并明显的下尿路症状，且夜尿症经保守治疗及药物治疗效果不佳，则建议行尿流动力学检查。传统的尿流动力学检查无法评估夜尿症的发病机制，因为尿流动力学检查时患者并非处于睡眠状态。因此，尿流动力学检查的结论，例如逼尿肌过度活动或膀胱出口梗阻，只能被认为是夜尿症发病机制的间接的依据。

**4. 膀胱镜检查**　除非之前的检查出现异常（如尿液分析中有红细胞），通常不需要行膀胱镜检查和活组织检查。膀胱镜检查可以帮助除外间质性膀胱炎、膀胱结石或膀胱癌等。

**5. 其他检查**　睡眠检测和夜间血氧测定可用于筛查阻塞性睡眠呼吸暂停，并可用于鉴别异睡症，不宁腿综合征和其他睡眠异常。这些疾病可能导致患者夜间醒来，醒来后患者可能会意识到需要排尿。这样的夜尿症是睡眠障碍的继发因素而非主要原因。

# 第五节　严重程度的评估

夜尿症的严重程度是患者评估的一个重要方面。FVC 提供了夜间排尿的总量，但它没有说明夜间排尿对患者的影响。国际尿失禁咨询夜尿症生活质量问卷（ICIQ-NQoL）是一种有效的工具，它评估睡眠、身体状态、困扰程度和整体生活质量[4, 20-21]。其他生活质量和症状问卷也可以是有用的，但不测量来自夜尿症的影响。在夜尿症的初步评估中，ICIQ-NQoL 和 FUSP 可与 FVC 一起使用。

夜尿症的临床评估侧重于症状的严重性和困扰程度[7]，并诊断出各种潜在的机制以指导治疗。必须了解是否存在下尿路症状，相关习惯和全身健康状况。使用筛选问卷是获取大部分信息最省时的方法。检查应针对潜在的致病因素。FVC 或排尿日记是评估中不可或缺的要素。进一步的具体检查根据情况个体化选择。

## 参考文献

［1］Abrams P，Cardozo L，Fall M，et al. The standardisation of terminology of lower urinary tract function：report from the Standardisation Sub-committee of the International Continence Society［J］. Neurourol Urodyn，2002，21（2）：179-183.

［2］Kerrebroeck P V，Abrams P，Chaikin D，et al. The standardization of terminology in nocturia：report from the Standardization Subcommittee of the International Continence Society［J］. BJU Int，2002，90（3）：11-15.

［3］Abrams P，Avery K，Gardener N，et al. The International Consultation on Incontinence Modular Questionnaire：www.iciq.net［J］. J Urol,2006,175（3 Pt 1）：1063-1066.

［4］Abraham L，Hareendran A，Mills I W，et al. Development and validation of a quality-of-life measure for men with nocturia［J］. Urology，2004，63：481-486.

［5］Eid K，Krughoff K，Stoimenova D，et al. Validation of the Urgency，Weak stream，Incomplete emptying，and Nocturia（UWIN）score compared with the American Urological Association Symptoms Score in assessing lower urinary tract symptoms in the clinical setting［J］. Urology，2014，83（1）：181-185.

［6］Buysse D J，Iii C F R，Monk T H，et al. The Pittsburgh Sleep Quality Index：a new instrument for psychiatric practice and research［J］. Psychiatry Res，1989，28（2）：193-213.

［7］Coyne K S，Wein A J，Tubaro A，et al. The burden of lower urinary tract symptoms：evaluating the effect of LUTS on health-related quality of life，anxiety and depression：EpiLUTS［J］. BJU Int，2009，103（S3）：4-11.

［8］Gulur D M，Mevcha A M，Drake M J. Nocturia as a manifestation of systemic disease［J］. BJU Int，2011，107（5）：702-713.

［9］Bright E，Drake M J，Abrams P. Urinary diaries：evidence for the development and validation of diary content, format, and duration[J]. Neurourol Urodyn, 2011, 30（3）: 348-352.

[10] Cornu J N, Abrams P, Chapple C R, et al.A contemporary assessment of nocturia: definition, epidemiology, pathophysiology, and management—a systematic review and meta-analysis[J]. Eur Urol, 2012, 62（5）: 877-890.

[11] Weiss J P. Nocturia: "do the math"[J]. J Urol, 2006, 75（3 Pt 2）: S16-18.

[12] Bright E, Cotterill N, Drake M, et al. Developing and validating the International Consultation on Incontinence Questionnaire bladder diary[J]. Eur Urol, 2014, 66（2）: 294-300.

[13] Bockenhauer D, Bichet D G. Pathophysiology, diagnosis and management of nephrogenic diabetes insipidus[J]. Nat Rev Nephrol, 2015, 11（10）: 576-588.

[14] Hofmeester I, Kollen B J, Steffens M G, et al. The association between nocturia and nocturnal polyuria in clinical and epidemiological studies: a systematic review and meta-analyses[J]. J Urol, 2014, 191（4）: 1028-1033.

[15] Burton C, Weiss J P, Parsons M, et al. Reference values for the Nocturnal Bladder Capacity Index[J]. Neurourol Urodyn, 2011, 30（1）: 52-57.

[16] Hofmeester I, Kollen B J, Steffens M G, et al. Impact of the International Continence Society（ICS）report on the standardisation of terminology in nocturia on the quality of reports on nocturia and nocturnal polyuria: a systematic review[J]. BJU Int, 2015, 115（4）: 520-536.

[17] Goessaert A S, Krott L, Hoebeke P, et al. Diagnosing the pathophysiologic mechanisms of nocturnal polyuria[J]. Eur Urol, 2015, 67（2）: 283-288.

[18] Van Doorn B, Blanker M H, et al. Prevalence, incidence, and resolution of nocturnal polyuria in a longitudinal community-based study in older men: the Krimpen study[J]. Eur Urol, 2013, 63（3）: 542-547.

[19] Haarst E V, Bosch J. A cutoff value based on analysis of a reference population decreases overestimation of the prevalence of nocturnal polyuria[J]. J Urol, 2012, 188（3）: 869-873.

[20] Stephen D M, Dima R, Marco H B, et al. Nocturia: current levels of evidence and recommendations from the International Consultation on Male Lower Urinary Tract Symptoms[J]. Urology, 2015, 85（6）: 1291-1299.

[21] Weiss J P, Zinner N R, Klein B M, et al. Desmopressin orally disintegrating tablet effectively reduces nocturia: results of a randomized, double-blind, placebo-controlled trial[J]. Neurourol Urodyn, 2012, 31（4）: 441-447.

**55**

# 第五章
# 夜尿症的治疗

## 第一节　生活方式改变和行为治疗

夜尿增多可以由患者许多相关的生活方式引起，比如睡前过多饮水或咖啡等饮料，以及夜间睡眠质量差，或者合并其他也会导致夜尿增多的基础疾病，因此改变生活方式或行为治疗是夜尿症的基础治疗，应作为所有夜尿症患者的初始治疗[1]。欧洲泌尿外科学会指南（EAU Guidelines，Ⅱ～Ⅳ级证据）[2]和夜尿症诊疗中国专家共识[3]均将改变生活方式或行为治疗推荐为治疗夜尿症的基础或辅助治疗。结合患者的病情，行为治疗还可以联合药物或外科手术共同治疗夜尿症，以增加其他疗法的疗效[4]。

夜尿症的行为疗法包括：①睡前 4 h 避免过多饮水，特别是含咖啡因、酒精等的饮料；②培养良好的睡眠习惯，提高睡眠质量，可适量使用助眠药物；③调整夜间室内光线、声音和温度，特别注意夜间保暖以减少尿量；④睡前可适度运动、抬高下肢或穿弹力袜以减少水潴留；⑤盆底功能锻炼；⑥膀胱过度活动症（OAB）患者可进行膀胱功能锻炼，如延迟排尿等；⑦睡前排尿，某些患者可行间歇导尿或留置尿管；⑧积极处理其他会导致夜尿增多的基础疾病，如阻塞性睡眠呼吸暂停低通气综合征（obstructive sleep apnea-hypopnea syndrome，OSAHS）、高血压、糖尿病等；⑨睡前调整服用导致夜尿增多的药物，如利尿剂、选择性 5- 羟色胺再摄取抑制剂、钙通道阻滞剂和四环素等药物。

控制液体摄入是行为治疗中的重要方面。一项随机交叉对照试验研究了膀胱过度活动症（OAB）患者控制液体摄入的方法[5]，共纳入 40 例尿频≥ 8 次或尿急 / 急迫性尿失禁≥ 1 次的 OAB 患者。随机分为两组，与基线液体摄入量比较，一组采取"4 天减少 25% ＋ 2 天正常＋ 4 天减少 50% ＋ 2 天正常＋ 4 天增加 25% ＋ 2 天正常＋ 4 天增加 50%"的液体控制方法。结果发现，在患者液体摄入较基线减少 25% 时，尿频、尿急和夜尿均明显减少，说明液体控制对于改善 OAB 患者症状是一种简便、经济、有效的方法；相比减少 50% 液体摄入的较差的依从性，每日减少 25% 的液体摄入量可明显缓解夜尿增多等症状。

一项前瞻性研究观察了包括控制液体摄入在内的行为联合疗法对夜尿症的疗效[6]。纳入了 56 名夜尿症患者，采取 4 联行为疗法，包括限制液体的摄入、减少在床上过多的时间、适度的日常锻炼和在床上注意保暖。4 周后结果显示 4 联行为疗法可以明显缓解患者夜尿的症状，平均夜尿次数从 3.6 次降到 2.7 次，夜尿量从 923 ml 降到 768 ml，并且对于 24 h 总尿量更大的患者疗效更好。相似地，另一项试验纳入了 82 例夜尿症患者，也设计了 4 联行为疗法[7]，包括观看正常储尿和排尿功能的录像、限制液体摄入、举例说明和与专业护士讨论，结果显示该行为疗法也可显著改善患者的夜尿量、夜尿次数、夜尿指数（Ni）、夜间膀胱容量指数（NBCi）和生活质量（QoL）。

系统综述显示盆底功能锻炼（pelvic floor muscle training，PFMT）可明显缓解患者夜尿增多等下尿路症状[8]。MOTIVE 试验将行为治疗或抗胆碱药物加入到以 α 受体阻滞剂为基础治疗的男性 OAB 患者，并比较这两组的疗效差异[9]，共纳入 142 例伴有尿急或尿频次数 ≥ 8 次的 OAB 患者，并且排除膀胱出口梗阻。一组增加行为治疗，包括盆底功能锻炼（PFMT）、抑制尿急冲动和延迟排尿的方法；另一组增加抗胆碱药物治疗，采用缓释奥昔布宁 5 ～ 30 mg/d。8 周后发现，行为治疗组和药物治疗组都可以显著减少尿频次数，并且行为治疗组更能减少夜尿次数（每晚减少 0.7 次），药物治疗组更能减轻尿急症状。因此，该试验证明在 α 受体阻滞剂的基础治疗上，行为治疗至少可以达到抗胆碱药物的疗效，并且避免了相关副作用。另有 2 项试验也比较了这两种联合疗法，均得出增加行为疗法比增加抗胆碱药物更能减少夜尿次数的结论[10-11]。

在老年人中，夜尿症较为常见，常因多种慢性疾病或相关因素而诱发，常与睡眠功能障碍并存。强调生活方式和行为策略的多因素治疗应作为老年夜尿症的一线治疗[12]。有一项随机对照试验比较了胫神经刺激术（tibial nerve stimulation，TNS）和 PFMT 治疗夜尿症的疗效[13]，共纳入 40 例女性夜尿症患者，观察到 PFMT 和 TNS 都可以改善夜尿症患者的睡眠质量。另一项试验纳入了 30 例伴有失眠症的夜尿症患者[14]，一组患者接受了睡眠相关的指导，另一组只收到了纸质材料，结果显示受到指导的患者明显减少了夜尿次数（2 周内减少了 6.5 次）并改善了睡眠质量。

合并外周水肿、阻塞性睡眠呼吸暂停低通气综合征（OSAHS）、糖尿病、充血性心力衰竭和高血压是夜尿增多的重要原因，在治疗时不应忽视[1, 15]。OSAHS 是一种特别重要的疾病，经证实持续气道正压通气（continuous positive airway pressure，CPAP）可改善呼吸症状，进而缓解夜尿增多症状[16-17]。一项试验评估了 CPAP 治疗 OSAHS 患者夜尿增多的症状[18]，共纳入了 97 位患者，经 CPAP 治疗后，患者的夜尿次数从 2.5 次降到 0.7 次，夜尿症得到了明显改善。

高血压合并夜尿症也是一个重要而又特殊的情况。最近一项针对 35～49 岁黑人男性的横断面研究发现，无法控制的高血压是夜尿症的独立危险因素[19]。夜尿症患病率随高血压状态不同而异，高血压未控制到正常的患者夜尿症患病率为 49%，控制到正常血压患者和正常血压人群的患病率相似。

除此之外，糖尿病患者常表现为多尿，因此控制血糖也会有助于缓解患者尿频和夜尿增多的症状。针对夜尿症患者，首先要仔细询问患者的合并症，如果存在其他会导致夜尿增多的合并症，要积极控制。

没有 I 级证据证实控制液体输入有助于改善夜尿症；然而，如果患者在晚上睡觉前不喝水，他们的膀胱会以较慢的速度充满，进而减少夜间起来排尿的次数。

进行保守治疗后，建议患者在 1～2 个月后进行复查。在下次就诊前完成一份新的 FVC 和 QoL 问卷。这使得医生和患者能够更客观地比较治疗前后的数据，更好地规划下一步的治疗。

# 第二节　夜间多尿的治疗

治疗夜间多尿的目标是减少夜间尿液的产生，首先应确定患者出现夜间多尿的具体病因，以便治疗潜在的疾病。疾病特异性的治疗包括下肢弹力袜和夜间抬高下肢来改善外周水肿，持续气道正压通气（CPAP）治疗 OSA，治疗充血性心力衰竭等慢性疾病，以及选择所服用药物的最佳用药时间和最佳剂量。对 OSA 患者，CPAP 降低夜尿频率、NUV 和 NPi，提高睡眠质量和生活质量。

**1. 利尿剂**　通过服用利尿剂，可以在睡眠之前对患者进行利尿，以减少夜尿次数。如果夜尿症患者正在服用利尿剂治疗高血压或充血性心力衰竭等其他疾病，则可以优化这些药物的服用时间以减少夜尿。下午服用利尿剂可以促进间质中积聚液体的再分布和利尿，从而减轻夜尿情况。一项双盲试验对 49 例年龄 50 岁以上且夜间多尿的男性随机分组，进行睡眠前 6 h 服用 40 mg 呋塞米（袢利尿剂）或安慰剂的对照研究。43 例男性完成了这项研究。用呋塞米治疗的男性夜间排尿量显著减少 8%，安慰剂组男性没有减少（$P < 0.001$）。此外，夜尿次数平均减少 0.5 次，且具有统计学意义，而安慰剂组没有减少（$P = 0.014$）。此研究表明患有夜间多尿的男性可在睡眠前 6 h 服用利尿剂以减少夜尿次数，但这项研究的证据水平较弱。需要告知患者此法为非适应证用药[20]。

支持利尿剂治疗夜尿症的文献很少，主要包括小型病例分析和临床试验。在一项双盲、随机交叉研究中，将下午服用布美他尼与安慰剂对夜尿症的治疗进行比较[21]，在 2 周治疗期间，28 例每晚夜尿 2 次以上的患者先接受安慰剂治疗，随后再接受 1 mg 布美他尼（袢利尿剂）治疗。在 10 例有良性前列腺增大导致膀胱出口梗阻病史的男性患者中，与安慰剂治疗期相比布美他尼没有减少夜尿次数；在剩余 18 例患者中，相对于安慰剂治疗期，患者服用布美他尼后每周夜间排尿减少了 4 次，相当于夜尿减少了 28%。这一研究表明，对于成人非良性前列腺增大所导致的夜尿症，布美他尼有一定疗效。

**2. 去氨升压素（抗利尿激素）** 虽然夜尿症可能与过多的液体摄入和（或）膀胱过度活动症有关，但夜间产生过多的尿液可能起着更大的作用。当 65 岁以上患者在睡眠期间排出的尿量大于 24 h 尿量的 33% 时，就考虑为夜间多尿。事实上，在进入夜尿症临床试验的患者中，有 72% ～ 85% 的女性和 79% ～ 90% 的男性存在夜间多尿。因此，这类患者的治疗目标是控制夜间尿液的产生。

夜间多尿症被认为与抗利尿激素——精氨酸升压素（AVP）分泌减少有关[22-25]。去氨升压素是一种人工合成的 AVP 类似物，作用在肾集合管，通过增加尿液渗透压，增强集合管对水的重吸收作用，减少尿液产生[26-28]。1978 年，美国食品药品监督管理局（FDA）批准去氨升压素用于治疗尿崩症和一些罕见的出血性疾病[29]，后来适应证扩大到儿童原发性遗尿症[30]，但是在 2007 年，报告了 61 例与低钠血症相关的癫痫发作后，该适应证被删除[27]。虽然没有 FDA 批准，但去氨升压素仍广泛用于治疗成人夜尿症[31-33]。尽管去氨升压素治疗成人夜尿症是适应证外用药，但这种应用已经得到了包括美国家庭医生学会在内的一些专业协会的支持[33-34]。去氨升压素的剂型有口服片剂和口腔崩解片，2017 年 FDA 批准了新的去氨升压素剂型——鼻内喷雾剂[27]。

在一项纳入 10 篇文献 2191 例患者的荟萃分析中[28]，去氨升压素在 25 μg 及以上时，可显著减少夜间排尿次数，并延长入睡到首次排尿的时间。100 μg 的高剂量组与安慰剂组对比，只能让患者延长 1 h 的首次无干扰睡眠周期，每晚减少 0.72 次排尿，高剂量用药没有显著获益。整体严重不良反应少见，低钠血症和头痛为最常见的不良反应。去氨升压素是一种安全有效的治疗成人夜尿症的药物。初始剂量应在 50 ～ 100 μg，更高剂量似乎没有提供更大的好处，应谨慎使用，更低剂量（25 ～ 50 μg）适用于老年患者。

去氨升压素口崩片（MINIRIN® Melt，Ferring Pharmaceuticals，Saint-Prex，Switzerland）自 2005 年开始使用，现已被 57 个国家批准用于夜尿症的治疗。这种剂型可以增加生物利用度，采用比固体片剂更低的剂量。去氨升压素口崩片的有效性研究中，对 757 例夜尿症患者进行了为期 4 周的随机双盲试验，比较了 10 μg、25 μg、50 μg 和 100 μg 的去氨升压素与安慰剂组对成人夜尿症患者的疗效。随着剂量的增加，有更大比例的患者夜尿次数减少 33% 以上，首次无干扰睡眠周期延长[35]。按性别分析，女性的最低有效剂量低于男性，提示女性对去氨升压素更敏感。不良反应观察中，6 名女性（＞ 25 μg 剂量）和 2 名男性（67 岁和 82 岁 100 μg 剂量）出现血清钠＜ 125 mmol/L 的情况，整体耐受性良好，但女性和高龄患者更容易出现低钠血症。另一项研究中，应用去氨升压素 25 μg 和 50 μg 后，女性患者抗利尿时间较男性患者更长。推算提示男性患者需要 58 μg 才能达到与女性患者 25 μg 相似的抗利尿时间，这也提示女性患者对去氨升压素更敏感[36]。根据性别调整药物剂量可以降低低钠血症的风险，同时又不会影响减少夜间排尿的疗效。

NoctivaTM（去氨升压素醋酸盐鼻腔喷雾剂，DANS）是一种新型的经 FDA 批准的鼻腔去氨升压素制剂，用于治疗夜尿≥ 2 次的成年夜尿症患者。这是美国批准的第一种治疗此症的药物。新配方中含有辅料环戊烷酰胺，能增强鼻腔黏膜的吸收。鼻腔喷雾剂具有更高的生物利用度。在 2016 年 10 月的 FDA 咨询委员会会议上，报告了两项Ⅲ期研究，共有 1333 例男性和女性受试者，年龄≥ 50 岁，夜尿次数≥ 2，被随机分为 1.5 μg、0.75 μg 和安慰剂组。1.5 μg 剂量组的受试者中，49% 夜尿次数改善 50% 以上，相比安慰剂组有显著差异（$P < 0.0001$），对 1.5 μg 剂量反应≥ 50% 的受试者，夜尿次数平均减少 2.1 次，夜间尿量平均减少 330 ml，首次无干扰睡眠周期增加了 2.9 h。与其他去氨升压素剂型一样，鼻腔喷雾剂仍然存在致低钠血症风险。试验中血清钠＜ 135 mmol/L 的总发生率为 14%，在 65 岁及以上的受试者中为 19%，血钠低于 130 mmol/L 的仅有 3%，近一半的血清钠＜ 130 mmol/L 发生在开始治疗的前 2 周。低剂量（0.75 μg）受试者均未出现血钠低于 125 mmol/L 的情况[37]。所以患者的选择以及对血钠的监测至关重要，以最大限度地使患者获益的同时减少治疗风险。

根据 2019 年国际尿控协会（International Continence Society，

ICS）发布的夜尿症诊断及治疗共识[38]，去氨升压素治疗夜尿症是
Ⅰ级推荐，A类证据[2, 39]。推荐去氨升压素用于影响生活质量的夜
尿症，对于夜尿的严重程度（是否≥2次）没有达成共识，对于主
观上不构成困扰的夜尿症或因为别的原因醒来顺便排尿的情况不建
议用去氨升压素治疗。对于需要在用药前检查血钠的患者年龄没有
达成共识。基线血清钠≤130 mmol/L的患者不应使用去氨升压素。
血清钠的检查可以在任何时段进行，无论空腹与否都可以。去氨升
压素的禁忌证包括：充血性心力衰竭，多饮，以及同时服用可能
导致低钠血症高风险的药物。建议老年患者采用低剂量治疗，同时
需要监测血清钠。可以根据患者具体的风险因素（如年龄、伴随用
药）和并发症进行个体化监测。老年体弱的患者，有合并症或其他
危险因素时，应先治疗合并症；如仍迫切需要去氨升压素治疗，应
在严密的监测下应用去氨升压素。年轻健康患者可以用任何剂型的
去氨升压素。

有低钠血症风险的患者在开始治疗前需要评估基线血钠水平[40]。
大多数有临床意义的严重低钠血症发生在去氨升压素治疗开始后
2～3周内，停止治疗后血钠恢复正常的中位时间为17天（8～28
天）。血钠最佳的监测时间存在争议。共识认为，治疗前基线血钠
水平是必要的，治疗开始后血清钠的检查应该在7天内进行（第3
天或第5～7天）。每周查血钠是不必要的。在1个月的时候应当
进行血清钠检查。治疗1年以上，对随访要求没有一致意见，建议
在去氨升压素剂量稳定后的3周、3个月、6个月、1年时检查血清
钠水平。

对年轻患者，大多数人认为一般没有必要监测血钠。共识认为
所有患者都应该进行液体限制，但在根据自己口渴程度限制还是严
格液体限制之间没有达成共识，建议在给予去氨升压素之前每日基
线尿量<30 ml/kg。如果在低剂量时患者对去氨升压素的反应不足，
则需要根据患者个体情况选择增加剂量。在调整剂量前需要进行一
次血钠检查，并且在增加剂量后的7天内进行血钠检查。如果在去
氨升压素开始治疗后出现低钠血症，应在血钠低于130 mmol/L时
停止治疗，不论是否有症状。如血钠在130～135 mmol/L，患者没

有症状，治疗不必停止，但需要进一步监测，以及增加用药间隔或降低药量。

**3. 利尿剂和去氨升压素的联合使用**　服用去氨升压素患者的一般建议是在服用药物前减少液体入量，以降低低钠血症的风险。因此，合乎逻辑的是患者应该在睡觉前 6 h 使用利尿剂以帮助清除体内多余的液体并降低低钠血症的风险，然后在睡前服用抗利尿剂以帮助减少夜间尿液的产生。这仅在一项为期 3 周的呋塞米和去氨升压素与安慰剂的双盲、随机对照试验中进行了研究[40]。选取 60 岁以上每晚至少有两次夜尿的患者。采用联合治疗后，夜间平均排尿次数（43% *vs.* 9%，3.5 次 *vs.* 2.0 次）（$P < 0.01$）和夜间尿量（37% *vs.* 5%，919.6 ml *vs.* 584.2 ml）（$P < 0.01$）均显著减少，首次无干扰睡眠周期增加 70 min（133.6 min *vs.* 203.2 min），平均不受干扰睡眠时间增加（52% *vs.* 19%）（$P < 0.01$）。

**4. 非甾体抗炎药（NSAIDs）**　非甾体抗炎药通过抑制环加氧酶的合成，从而抑制前列腺素的合成。前列腺素作为排尿反射的调节因素，能够增加膀胱逼尿肌的张力。其中 PG-E2、PG-E2α、PG-E1 和血栓素 A2 都能够增加膀胱逼尿肌的收缩性。所以，作为环加氧酶和前列腺素的抑制剂，非甾体抗炎药能够减少尿液的产生，降低膀胱逼尿肌张力，同时还能减少炎症反应，所以在前列腺增生的患者中作用更为明显[41]。

Araki 等的研究中发现，对于前列腺增生或者神经源性膀胱的患者，睡前增加 60 mg 洛索洛芬钠（乐松），治疗 14 天后夜尿症状改善的比率能分别达到 74.2% 和 80.6%。治疗期间总排尿量、夜间排尿量以及夜间排尿次数均明显减少，然而，夜间单次排尿量并没有明显变化。其结果表明 NSAIDs 类药物通过减少肾小球滤过率，从而减少尿量产生，同时其增加了膀胱容量，最终达到减少夜尿的作用[42-43]。

在一项纳入了 400 名男性患者的随机对照研究中，随机分成的两组患者中，一组给予盐酸坦索洛辛 0.4 mg（组 1，200 名），另一组给予盐酸坦索洛辛 0.4 mg ＋美洛昔康 15 mg（组 2，200 名）。患者经过 3 个月的治疗后进行评估。在组 1 中，夜尿次数较治疗前减少了（1.4±1.1）次 / 晚，而组 2 中夜尿次数减少了（2.7±1.2）次 / 晚（$P < 0.04$）。国际前列腺症状评分（IPSS）也分别减少了 6.1±4.6 和 9.8±5.5（$P < 0.05$）。平均尿流率（AFR）、残余尿量（PVR）以及匹兹堡睡眠质量评分（PSQS）在组 2 中的改善更为明显[44]。

Paxerol 是由 325 mg 对乙酰氨基酚和 50 mg 布洛芬组成的药物，在最新的一项随机双盲研究中，将夜尿增加程度为重度（ANV > 2.5）的 OAB 患者，随机分为 4 组，分别给予 1 片、2 片、3 片 Paxerol 和安慰剂治疗，连续 14 天的治疗后，夜尿次数分别减少 1.1 次、1.4 次、1.3 次和 0.3 次，而且治疗的第 2 周夜尿较第 1 周有 6% 的改善，药物组均较安慰剂组有明显的改善。而且，所有药物组中，80% 的患者夜尿次数均可控制在 ≤ 1 次 / 晚，所有患者均可控制在 ≤ 2 次 / 晚。而在不良反应方面，4 组之间没有显著性差异[45]。

在未来的 OAB 治疗过程中，非甾体抗炎药应该获得更多的关注。虽然目前的临床应用不多，研究的样本量也不大，而且基于这类药物本身的副作用使其难以长期应用，但是从已有研究的结果来看，其潜在的作用和效果还是值得肯定的，有望在未来得到更多的应用。

# 第三节　膀胱容量减少的治疗

通过减少膀胱出口梗阻或减少逼尿肌过度活动，可以提高膀胱容量。大多数治疗膀胱容量减少引起夜尿症的研究都是重点关注 BPH 和 OAB 的治疗。

**1. α₁ 受体阻滞剂**　α₁ 受体阻滞剂可以通过降低膀胱出口阻力，增加排尿量来改善排空，从而减少储尿期的 LUTS（包括夜尿症）。已有许多 α₁ 受体阻滞剂用于治疗 LUTS 的临床试验和荟萃分析，并直接或间接评估了 α₁ 受体阻滞剂对夜尿症的疗效。

患有 BPH 和夜尿症的男性经常被处方 α₁ 受体阻滞剂[46-49]。特拉唑嗪、多沙唑嗪和阿夫唑嗪为非选择性 α₁ 受体阻滞剂。而西洛多辛、萘哌地尔和坦索罗辛为选择性 $\alpha_1$ 受体阻滞剂。西洛多辛为高选择性 $\alpha_{1a}$ 受体阻滞剂[50]。

一项涉及 3047 名患有 BPH 男性的 RCT 研究表明，$\alpha_1$ 受体阻滞剂多沙唑嗪可降低每晚 2 次以上夜尿患者的夜间排尿频率。多沙唑嗪可使夜间排尿次数平均减少 0.77，优于安慰剂（减少 0.61）（$P < 0.05$）。其他的 $\alpha_1$ 受体阻滞剂如赛洛多辛、特拉唑嗪、坦索罗辛和阿夫唑嗪片对于夜尿症具有类似的轻度疗效。睡前服用 $\alpha_1$ 受体阻滞剂可能更有效地降低夜间排尿次数和改善生活质量（N-QoL）[51]。

赛洛多辛对于 $\alpha_{1a}$ 受体的选择性要高于萘哌地尔和坦索罗辛。一项多中心、双盲、平行、安慰剂对照研究，纳入标准为年龄 ≥ 50 岁，IPSS ≥ 13 分，4 ml/s < Qmax ≤ 15 ml/s。总共 955 名患者持续 12 周每天随机接受 8 mg 赛洛多辛（$n = 381$），0.4 mg 坦索罗辛（$n = 384$）或安慰剂（$n = 190$）。与安慰剂组相比，赛洛多辛和坦索罗辛 IPSS 评分改善差异有统计学意义。但只有赛洛多辛组与安慰剂组相比显著改善夜尿症。相较于基线夜尿次数具体改善情况为赛洛多辛、坦索罗辛和安慰剂组分别为 − 0.9 次、− 0.8 次、− 0.7 次[52]。

一项为期 12 周的随机、安慰剂对照、双盲研究中。选取了 1479 名男性接受赛洛多辛或者安慰剂，其中 1266 名患者（85%）每晚夜尿 ≥ 2 次，714 名患者接受每天 8 mg 赛洛多辛，552 名患者接受安慰剂。2 组基线夜尿水平无明显差异。接受治疗后，赛洛多辛组 209 例（29.3%）患者夜尿 < 2 次，安慰剂组 105 例（19%）患者夜尿 < 2 次。与安慰剂相比，接受赛洛多辛治疗后夜尿有所改善（$P < 0.0001$）[53]。

在一项 54 例年龄 > 60 岁夜间多尿（NPi > 0.33）的前瞻性、多中心的研究中，通过研究赛洛多辛对夜间多尿患者的夜尿症和夜间多尿的改善。总共 30 例患者完成研究，利兹睡眠评估问卷（LSEQ）分数从 64.36 提高到 70.43（$P = 0.039$）。NPi 从 0.4005 降低至 0.3573（$P = 0.027$），平均 NPi 仍然 > 0.33[54]。

另外一项有关坦索罗辛对前列腺增生患者夜尿症疗效的研究

中，录入 104 例继发于 BPH 的 LUTS 患者，纳入标准为 IPSS ＞ 7，最大尿流率＜ 15 ml/s，前列腺体积＞ 20 ml。每天 1 次的坦索罗辛（0.2 mg）治疗，每 4 周随访 1 次，直至 12 周，之后每 12 周 1 次。完善 IPSS、QoL 和 3 日 FVC 直至 24 个月。82 例患者完成随访，根据基线 FVC 分为夜间多尿组（夜尿指数＞ 0.33）（$n = 58$）和非夜间多尿组（$n = 24$）。治疗后，夜间多尿组夜尿次数显著下降，夜尿量也明显减少，而在非夜间多尿组中无显著性变化[55]。

在一项纳入 100 例有关特拉唑嗪在降低男性下尿路症状（LUTS）夜尿症疗效的研究中，患者前 7 天接受每天 2 mg 特拉唑嗪，之后的 3 周接受每天 4 mg 特拉唑嗪。结果 IPSS 夜尿次数从 3 次降为 2 次（$P ＜ 0.001$），FVC 中，有 27 例患者表示该治疗使夜尿次数降低一半以上，14 例表示改善 25% ～ 49%，59 例无反应，因而 41 例认为病情好转，但夜间尿量在治疗前后并无明显差异。可见，在一些有 LUTS 的男性中，使用特拉唑嗪治疗可以从主观和客观上减少夜尿的次数[56]。

对于 $\alpha_1$ 受体阻滞剂治疗夜尿症的确切疗效仍然存在一些争议，一部分人在接受 $\alpha_1$ 受体阻滞剂治疗后夜尿症仍未得到改善。一项研究入选了 108 例接受夜尿症治疗超过 3 个月（$\alpha_1$ 受体阻滞剂单药治疗：特拉唑嗪、多沙唑嗪、坦索罗辛、萘哌地尔、阿夫唑嗪和赛洛多辛）且无夜间多尿的男性患者，将患者分为改善组（夜尿次数＜ 2 次）和未改善组（夜尿次数≥ 2 次），对比得出，前列腺尿道角（prostate urethra angle，PUA）较低（PUA ＜ 33.5°）的患者夜尿症改善较多（36.6% vs. 17.9%），IPSS 评分较低（14.2 vs. 18.3，$P = 0.005$），生活质量评分更高（3.8 vs. 3.1，$P = 0.021$），可见在 PUA 较低（特别是低于 33.5°）的患者中，通过使用 α 受体阻滞剂单一疗法可改善夜尿症[57]。但是，$\alpha_1$ 受体阻滞剂单药治疗夜尿症并非适合所有夜尿症患者。

一项比较萘哌地尔早晨和晚上给药对伴有 LUTS 的男性夜尿症的疗效比较的研究中，共 143 例患者，分为早晨组（$n = 70$）和晚上组（$n = 73$）口服萘哌地尔治疗 12 周后。早晨组夜尿次数基线（3.0±1.1）次，减少（0.8±1.1）次，晚上组夜尿次数基线（3.0±1.1）次，减少（1.3±1.1）次。与早晨组相比，晚上组的夜尿次数显著改善。此外，与早晨相比，晚上组的 QoL 指数和 N-QoL 指数均得分更高，研究指出考虑晚上口服萘哌地尔似乎可以更加有效地改善伴有下尿路症状男性患者的夜尿症[58]。

根据以上证据可以看出，大多数 $\alpha_1$ 受体阻滞剂（包含特拉唑嗪、多沙唑嗪、坦索罗辛、萘哌地尔、阿夫唑嗪和赛洛多辛）可以有效地改善伴有 LUTS 的男性夜尿症患者的夜尿次数，但也可以看出，$\alpha_1$ 受体阻滞剂单药治疗夜尿症对于夜尿的改善与安慰剂相比差异太小，但对于 IPSS 以及 QoL 改善是明确的，改善夜尿症的确切机制尚且不明，具体适用人群以及给药方式还需要更多的证据。而且对于 $\alpha_1$ 受体阻滞剂治疗夜尿症的研究多是在对于 LUTS/BPH 的治疗基础上进行的，即对于伴有 LUTS/BPH 的男性患者的夜尿症治疗可以选用 $\alpha_1$ 受体阻滞剂。而这些 $\alpha_1$ 受体阻滞剂（包括特拉唑嗪、多沙唑嗪、坦索罗辛、萘哌地尔、阿夫唑嗪和赛洛多辛）短期临床试验中的不良事件基本可以忽略，最常见的是心血管相关的副作用，如体位性低血压、头晕头痛等。与安慰剂相比，阿夫唑嗪发生心血管相关不良事件的概率为 1.66，特拉唑嗪为 3.71，多沙唑嗪为 3.32，坦索罗辛为 1.42[59]。赛洛多辛为高选择性 $\alpha_{1a}$ 受体阻滞剂，赛洛多辛显示出心血管安全性，其不良事件发生率与安慰剂相似。赛洛多辛的体位性低血压发生率为 1.3%，安慰剂接受者为 1.1%[60]。

另外，除了 $\alpha_1$ 受体阻滞剂单药治疗夜尿症之外，还有对于 $\alpha_1$ 受体阻滞剂联合其他药物的研究。一项对比盐酸坦索罗辛联合美洛昔康和盐酸坦索罗辛单独治疗良性前列腺增生症状及其对夜尿症和睡眠质量的影响的研究中，纳入 400 例男性患者，随机分为两组，一组接受盐酸坦索罗辛 0.4 mg（第 1 组，200 名患者），另一组接受盐酸坦索罗辛 0.4 mg 加美洛昔康 15 mg（第 2 组，200 名患者），与治疗后的第 1 组相比，第 2 组的总 IPSS、QoL、排尿后残余尿量（PVR）、夜尿次数和匹兹堡睡眠质量指数（PSQI）显著降低（$P < 0.05$）。与治疗后的第 1 组相比，第 2 组的最大尿流率（Qmax）和平均尿流率（AFR）显著升高（$P < 0.05$）。研究指出环加氧酶

**67**

（COX）-2 抑制剂与 $\alpha_1$ 受体阻滞剂联用可减少前列腺增生患者的症状，减少夜尿次数并改善睡眠质量，而不会产生严重的副作用[46]。

另外一项研究包含 127 例年龄在 42～88 岁，连续 4 周服用 $\alpha_1$ 受体阻滞剂，夜尿 ≥ 1 次的男性患者。分别接受了药物治疗（奥昔布宁缓释剂）或行为治疗（盆底肌训练，延迟排尿），在夜尿症发作次数 ≥ 1 的患者中，行为治疗使夜尿次数减少 0.97 次，并且比药物治疗（平均减少 0.56 次）有效（$P = 0.01$）。显示出行为治疗和药物治疗均可以改善夜尿 ≥ 1 次的男性的夜尿症[61]。

由此可见，夜尿症作为常见且令人烦恼的下尿路症状，常常单药治疗效果有限，$\alpha_1$ 受体阻滞剂（包括特拉唑嗪、多沙唑嗪、坦索罗辛、萘哌地尔、阿夫唑嗪和赛洛多辛）在一些联合治疗中也显现出对夜尿症以及睡眠质量改善的作用[46, 62]。但仍有大量患者在接受 $\alpha_1$ 受体阻滞剂治疗后 N-QoL 未能得到改善。总体而言，$\alpha_1$ 受体阻滞剂对于夜尿症的治疗效果较弱，并且最好的效果也仅刚刚达到患者感觉到有改善的最低阈值。

**2. 抗毒蕈碱药**　抗毒蕈碱药（M 受体阻滞剂）用于治疗膀胱过度活动症，夜尿症是其中一个重要的症状。通过对逼尿肌、尿路上皮、膀胱神经元中的毒蕈碱受体的作用，可以减少逼尿肌和传入神经元的活动，改善尿液储存功能。由于夜尿症可能由夜间功能性膀胱容量减少引起，因此这些药物已被用于治疗夜尿症。与 5-ARI 和 $\alpha$ 受体阻滞剂一样，抗毒蕈碱药不会影响白天或夜间尿液的产生，因此对夜间多尿患者的治疗效果会很差。抗毒蕈碱药的副作用是胆碱能受体受到抑制而产生的，包括口干、便秘和头晕等。禁忌证包括尿潴留、过高的 PVR 容量和闭角型青光眼。在体弱的老年人中应谨慎使用这些药物，因为它们可能导致谵妄，加剧痴呆，或产生认知减退或功能障碍。

IMPACT 研究[63] 是一项评估托特罗定缓释剂治疗 OAB 症状疗效的开放标签单臂研究，共纳入全美 82 个初级保健中心和 16 个妇产科诊所的 863 名 OAB 患者。患者年龄 > 18 岁，并通过排尿日记证实 24 h 内排尿次数 ≥ 8 次，同时伴尿急发作 ≥ 2 次或尿失禁。在合并尿失禁的 772 名患者中，26% 的患者合并夜尿症，而不合并尿失禁的 91 名患者中，42% 的患者合并夜尿症。患者接受托特罗定缓释剂（每日一次 4 mg）治疗 12 周。分别在筛选（第 1 次访问）、基线（第 2 次访问）以及治疗 4 周和 12 周后（第 3 次和 4 次访问）进行评估。到第 12 周时，患者 OAB 症状明显改善，平均夜尿次数减少 40%。其中对于年龄 ≥ 65 岁患者，夜尿次数减少 28.6%，而年龄 < 65 岁患者，夜尿次数减少 50%；而男性和女性的夜尿次数分别减少 39.1%、40%。另外，最常见的不良反应是口干（10%）和便秘（4%）。研究结果表明托特罗定缓释剂用于改善 OAB 症状（包括夜尿症）安全有效。

STARGATE 研究[64]是一项评估托特罗定缓释剂对 56 名女性 OAB 患者症状改善的开放标签研究。纳入标准为：24 h 内排尿次数 ≥ 8 次，伴尿急发作 ≥ 2 次，伴或不伴有尿失禁。最终共纳入 56 例患者，均接受 12 周托特罗定缓释剂（每日一次 4 mg）治疗。主要终点是通过视觉模拟量表评估与治疗初期预期值相比患者报告的目标实现（patient-reported goal achievement，PGA）率。其中夜尿症状的中位 PGA 率为 50%，症状严重程度缓解率为 52%。患者报告的不良事件包括口干（21.7%）、便秘或消化不良（10%）、头痛（5%）、尿路感染（3.3%）和外周水肿（1.7%）。

一个纳入 962 名 OAB 患者的多中心、双盲、随机对照试验，评估了索利那新对夜尿的改善情况以及睡眠相关参数（睡眠时间，无干扰睡眠周期以及与睡眠相关的生活质量）的变化。321 名和 309 名患者分别每天一次接受 5 mg 和 10 mg 的索利那新治疗，而 332 名患者接受了安慰剂治疗，共持续 12 周。研究结果显示索利那新 10 mg 可使夜尿次数减少 0.46 次（$P = 0.0449$）；而索利那新 5 mg 和 10 mg 可使夜间每次排尿体积增加 30 ml 和 41 ml（分别为 $P = 0.0033$、$P < 0.0001$）。与安慰剂（33 min）相比，索非那新 5 mg 和 10 mg 组患者的无干扰睡眠周期分别增加了 59 min 和 60 min（分别为 $P = 0.0196$、$P = 0.0195$）。另外研究结果还显示，索非那新 5 mg 和 10 mg 组患者睡眠相关的生活质量有显著改善（均 $P < 0.001$）。最终得出结论：索利那新 10 mg 可以减少夜尿次数，索利那新 5 mg 和 10 mg 均可增加每次夜间排尿量，并可能改善 OAB 患者的睡眠

质量以及与睡眠相关的生活质量[65]。

Taekmin 等[66] 还研究了不同给药时间（白天或晚上）是否影响索利那新对 OAB（合并夜尿症）的疗效，在韩国 5 个中心就诊的 127 例 OAB（合并夜尿症）患者全部纳入了该研究。根据用药时间将患者分为 2 组：白天给药组（$n = 62$）和夜间给药组（$n = 65$）。服用索利那新后，2 组患者的夜尿次数较基线水平均显著减少（$P < 0.001$），白天给药组夜尿次数由（2.4±0.8）次减少至（1.2±0.8）次，夜间给药组夜尿次数由（2.3±1.1）次减少至（0.9±0.7）次。但组间无显著差异。

以上证据表明，与安慰剂相比，抗毒蕈碱药物可以轻微减少夜间排尿。但这些药物似乎在缓解非 OAB 相关的夜尿症方面效果不佳。可以对考虑患有夜尿症同时合并中重度 OAB 症状的患者采用抗毒蕈碱药物治疗。但这类药物治疗夜尿症的总体获益较小[67]。

**3. 5α-还原酶抑制剂**　另一种常用的治疗 LUTS/BPH 药物是 5α-还原酶抑制剂（5-ARI）。一项有关度他雄胺与坦索罗辛联合治疗夜尿症的研究中，共录入 4722 例 LUTS/BPH 伴有夜尿症的患者。联合治疗组的夜尿症明显改善，并优于单药治疗组（联合治疗组减少 0.5 次，度他雄胺组减少 0.4 次，坦索罗辛组减少 0.3 次，$P \leqslant 0.01$）。对于夜尿症评分（IPSS Q7）$\geqslant 2$ 的患者，在 2 年随访时，夜尿次数 < 2（34%）的百分比优于度他雄胺（30%，$P = 0.018$）及坦索罗辛（26%，$P < 0.0001$）单药治疗组[68]。

一项对来自 23 个 RCT 的 2945 名男性进行的系统性回顾总体结果分析表明，使用非那雄胺对夜尿没有显著改善。然而，亚组分析显示，在 70 岁或 70 岁以上男性中，夜尿次数显著减少（$n = 127$，药物组减少 0.29 次，安慰剂组减少 0.11 次，$P < 0.05$）。然而，这些微小的改善对于非那雄胺治疗的大多数男性不具有临床意义[69]。

因此，5-ARI 对于夜尿症或者没有改善，或者改善不明显。同样，$\alpha_1$ 受体阻滞剂和 5-ARI 联合治疗，与 $\alpha_1$ 受体阻滞剂单药治疗相比，对于夜尿症有轻微改善。似乎 5-ARI 无论是单药治疗还是作为联合治疗的一部分，对于夜尿症疗效有限[70-71]。

**4. β<sub>3</sub> 受体激动剂**　M 受体阻滞剂是目前治疗 OAB 的主流药物，然而有些患者对抗毒蕈碱药的反应欠佳，或出现口干、便秘等副作用，导致高比例的患者中止治疗，能维持 1 年治疗的患者比例不足 25%。而 $β_3$ 受体激动剂是另一类膀胱松弛药，当 $β_3$ 受体被激活时可引起储尿期膀胱平滑肌松弛、增加膀胱容量，并可避免 M 受体阻滞剂相关的抗胆碱能副作用[2]。

多个Ⅲ期临床试验已经证实了米拉贝隆用于 OAB 治疗的安全性及疗效。Victor 等[72] 的研究结果表明：米拉贝隆 50 mg 组（$n = 442$）、米拉贝隆 100 mg 组（$n = 433$）与安慰剂组（$n = 454$）分别可减少夜尿次数（$0.57 \pm 0.07$）次、（$0.57 \pm 0.06$）次和（$0.38 \pm 0.06$）次，米拉贝隆 50 mg 组、米拉贝隆 100 mg 组与安慰剂组相比，差异具有统计学意义。

一项多中心（欧洲、美国、加拿大、南非、澳大利亚和新西兰）、双盲、随机对照Ⅲ期临床试验评估了米拉贝隆治疗 OAB 的安全性和耐受性，并与托特罗定的疗效进行了对比。812 名、820 名和 812 名患者分别接受了每日单次米拉贝隆 50 mg、米拉贝隆 100 mg 和托特罗定缓释剂 4 mg 的治疗，共持续 12 个月。三组 OAB 患者夜尿次数分别减少 0.46 次、0.39 次、0.43 次。另外，米拉贝隆 50 mg（59.7%），米拉贝隆 100 mg（61.3%）和托特罗定缓释剂 4 mg（62.6%）组之间治疗引起的总的不良反应的发生率相似。在所有治疗组中，最常见的不良反应包括高血压、口干、便秘和头痛等。口干的发生率托特罗定组最高（8.6%），而米拉贝隆 50 mg 组和米拉贝隆 100 mg 组分别为 2.8%、2.3%；其余并发症三组之间发生率相似[73]。

另外一项多中心（韩国、中国和印度）、双盲、随机对照试验评估了米拉贝隆用于治疗 OAB 的疗效和安全性。300 名、311 名和 310 名患者分别接受每日单次安慰剂、米拉贝隆 50 mg 和托特罗定缓释剂 4 mg 的治疗，为期 12 周。主要研究指标为 24 h 排尿次数变化，次要研究指标包括夜间排尿次数等。研究结果显示：3 组患者治疗后 24 h 排尿次数均减少，与安慰剂组相比，米拉贝隆组 24 h 排尿次数改善更多，差异具有统计学意义（$P < 0.05$），而米拉贝隆组与安慰剂组相比，差异不显著（$P = 0.895$）。次要研究指标——

夜尿次数，3 组患者平均夜尿次数均较治疗前减少，但组间差异并不具有统计学意义[74]。

米拉贝隆联合索利那新治疗夜尿症，每晚夜尿次数比单用索利那新减少 0.6 次。然而，另一项研究表明，与安慰剂相比，米拉贝隆没有明显减少 OAB 患者的夜尿[65]。虽然这些研究有一些阳性结果，但需要进一步研究。由于米拉贝隆对膀胱容量的影响有限，因此可能对夜尿症的疗效也有限。

**5. 磷酸二酯酶抑制剂**　西地那非和他达那非[75-76]是临床应用最多的磷酸二酯酶抑制剂，它们不仅用于勃起功能障碍的治疗，也用于 LUTS 的治疗，但是它们的药代动力学不同，西地那非是短效药物，而他达那非是长效药物。对于治疗 LUTS，长效药物较短效药物更有优势，但是对于某些症状，比如夜尿增多，短效药物则是更加合适的选择。

一项多中心的随机双盲对照研究中，试验组 1 口服西地那非 25 mg，每日 1 次；试验组 2 口服西地那非 25 mg，每日 2 次；试验组 3 口服西地那非 50 mg，每日一次；对照组口服安慰剂。经过 8 周的持续治疗后，与对照组相比，各试验组 IPSS 评分及 QoL 评分都有明显改善，而在夜尿方面，只有试验组 3 的夜尿症状改善较对照组有明显差异，其余两个试验组的夜尿改善不明显。研究还比较了药物不同剂量的安全性，结果显示不良反应的发生率均不高且各组没有差异[77]。

而在一项关于他达那非的随机对照研究中，试验组（ $n = 752$ ）每日给予 5 mg 他达那非，对照组（ $n = 748$ ）给予安慰剂，夜尿次数减少比例分别是 47.5% 和 41.3%，夜尿次数没有改善的比例是 41% 和 44.8%，夜尿次数增加的比例是 11.5% 和 13.9%。虽然试验组中，IPSS Q7 评分减少了 0.5，而对照组减少了 0.4，但是两组之间的差异并不明显[78]。

关于磷酸二酯酶抑制剂与夜尿的相关研究并不多，已有的研究显示西地那非较他达那非更有效，且副作用更可控，虽然其对于 LUTS 的治疗效果得到了肯定，但在未来的应用中需要进一步关注其对夜尿症状的改善。

**6. 植物提取物**　临床上很早就使用一些植物制剂来缓解夜尿增多的症状，比如通尿灵（tadenan，Pygeum africanum）、舍尼通（Cernilton）和伯泌松（Permixon，Saw palmetto）等，都可以用于治疗膀胱过度活动症（OAB）和良性前列腺增生（BPH）等疾病引起的夜尿症。目前研究这类药物的临床试验很少，并且质量不高，因此植物制剂治疗夜尿症还没有形成专家共识或指南推荐[2, 79-80]。

舍尼通可以有效地减少夜尿次数，改善夜尿等临床症状[81]。在德国进行的一项大型开放性临床观察中[82]，纳入 1798 名的 BPH 患者，舍尼通治疗 24 周后，患者的夜尿次数明显减少。Becker 研究入组 96 例 BHP 患者，随机给予舍尼通或安慰剂每日 3 次，每次 2 粒，治疗 12 周后，舍尼通改善夜尿等临床症状显著优于安慰剂。

在舍尼通对 LUTS 疗效的系统评价中[83]，舍尼通在减少夜尿症方面优于安慰剂和另一种植物制剂派拉保（Paraprost）。服用舍尼通组患者夜尿减少的比例是安慰剂组的 2 倍。与 Paraprost 相比，每晚夜尿次数多减少 0.4 次。但该研究的随访时间短，样本量少，制剂配方不同以及缺乏阳性对照组而影响结果的可靠性。

通尿灵（Tadenan）系非洲臀果木洋李干树（Pygeum africanum）的提取物，含有脂肪酸固醇类、脂醇、萜酸、三萜类、维生素 E 等物质，可通过下调 TGF-$\beta$1 和抑制 FGF2 信号转导对前列腺成纤维细胞和肌成纤维细胞有抑制增殖和促进凋亡的作用，从而减轻膀胱纤维化和前列腺增生，缓解排尿症状。一项系统综述显示[84]，连续每日口服 100 ～ 200 mg 通尿灵 1 ～ 2 个月，可以显著改善夜尿增多等下尿路症状，但所纳入的临床试验持续时间较短，样本量小，而且常常使用不同的评估方法和不同的提取物。另一项荟萃分析[85]纳入 18 项随机对照试验评估通尿灵的疗效，研究发现相比安慰剂组，通尿灵可以改善 19% 的夜尿增多症状，但这些试验均未将通尿灵与目前治疗良性前列腺增生的常用药物对比，只能得出比安慰剂有效的结论。

伯泌松（Permixon）是锯叶浆棕果（Saw palmetto berry）的提取物，主要含有饱和脂肪酸和不饱和脂肪酸（90%），其中主要成分为油酸和月桂酸。伯泌松可以非竞争性抑制 5$\alpha$- 还原酶（包括亚型

Ⅰ和Ⅱ），导致前列腺双氢睾酮含量降低；还可以抑制双氢睾酮结合前列腺细胞的雄激素受体[82]。一项荟萃分析[86]纳入15项随机对照试验和12项观察性研究，结果显示相比安慰剂，伯泌松可以更好地改善夜尿增多等下尿路症状，并且可以达到与α受体阻滞剂坦索罗辛相似的疗效。但另有两项安慰剂对照试验[87-88]，研究锯棕榈的其他品牌，并没有发现该植物制剂比安慰剂疗效更佳，原因可能在于不同医药公司提取植物制剂的方法不同。锯棕榈和荨麻的复合制剂也被用于 LUTS/BPH 的对症治疗。相对安慰剂，口服该复合制剂24周，夜尿症状能改善29%（$P = 0.015$），多数患者能减少至少一次夜尿（$P = 0.003$）[89]。

另外，2017 年欧洲泌尿外科协会男性下尿路症状小组讨论治疗夜尿症的植物制剂时，考虑了 2 项研究。一项安慰剂对照试验研究了一种从欧白芷叶（Angelica archangelica leaf）中提取的 SagaPro 植物制剂[90]，研究对象是 69 名每晚夜尿 ≥ 2 次的男性。结果表明，SagaPro 是安全的；与安慰剂组相比，夜尿次数、夜尿指数（NPi）和夜间膀胱容量指数（NBCi）未见明显改善；随后的亚组分析显示，与安慰剂相比，在基础 NBCi > 1.3 的受试者中，SagaPro 可以显著降低 NBCi 和夜尿次数。另一项 RCT 比较了呋塞米和 Gosha-Jinki-gan（GJG）治疗夜尿症的疗效[91]，研究对象是 36 名每晚夜尿 ≥ 2 次的男性，两种药物均显著改善了受试者 IPSS 中的夜尿评分、生活质量评分（QoL）、夜尿次数和无干扰睡眠周期，但 GJG 疗效不如呋塞米。

传统中医认为肾与膀胱相表里，夜尿增多是由肾阳不足、肾气虚所引起，故有济生肾气丸用于治疗夜尿症。一项研究将济生肾气丸与呋塞米对比，治疗 36 例夜尿症患者。两种药物均能有效降低患者 IPSS 评分、夜尿次数、夜间尿量。相比之下济生肾气丸更适合轻症的夜尿症患者。另一项日本研究[92]纳入了 30 例对 $α_1$ 受体阻滞剂或抗毒蕈碱药物无反应的夜尿症患者，每天分 3 次摄入济生肾气丸共 2.5 g，共 12 周，作为 $α_1$ 受体阻滞剂或抗毒蕈碱药物的附加疗法。通过比较服用药物前后的 IPSS 评分、夜尿次数、夜尿量，发现济生肾气丸作为附加疗法对夜尿症疗效显著。

　　摄入无油的水解乙醇南瓜籽提取物也可改善 BPH 相关的 LUTS 症状。一项研究[93]纳入了 60 例 LUTS/BPH 患者，每天睡前给予口服无油的水解乙醇南瓜籽提取物，3 个月后分析 IPSS 评分、膀胱日记变化，发现无油的水解乙醇南瓜籽提取物安全性可，患者服用后夜尿次数显著减少（$P < 0.001$），IPSS 评分减少 30.1%（95%CI，23.1 ～ 37.1），生活质量显著提高（$P < 0.0001$）。

　　Pycnogenol® 是法国海岸松树的提取物，可用于改善 BPH 带来的下尿路症状。对比标准治疗和加用 Pycnogenol® 发现，Pycnogenol® 能更好地改善患者尿频、尿急、尿等待、夜尿等症状（$P < 0.05$）[86, 94-95]。

　　总之，目前关于植物制剂治疗夜尿症的研究仍是良莠不齐，在临床指南和专家共识中也没有形成一致的推荐[96-97]，但一般认为植物制剂的副作用较小，具有前景，但现阶段多依靠临床医生的个人经验来使用植物制剂，也需进一步精确植物制剂的提取和开展高质量 RCT 研究，以观察植物制剂对夜尿症的疗效。在现有证据下，可以为正在接受夜尿症治疗的患者建议舍尼通和 SagaPro。

　　**7. 手术治疗**　　对于伴有 LUTS/ 良性前列腺梗阻（BPO）的夜尿症患者，在具备手术适应证且药物治疗无效的情况下，可以采用手术治疗[51, 98]。

　　经尿道前列腺切除术（transurethral resection of prostate，TURP）应作为整体治疗的一部分，能减少因膀胱容量下降导致的夜尿，其可能的机制是 TURP 可以减少逼尿肌的过度活动以及减少残余尿量[99]。TURP 通过以上作用还可轻度延长无干扰睡眠时间（hours of undisturbed sleep，HUS）、夜间排尿最长睡眠间隔。HUS 的长短会影响睡眠质量和睡眠深度，对睡眠质量至关重要[100]，因为慢波睡眠通常集中在睡眠的前 3 个小时，慢波睡眠尤其是 S3 + S4 期尤为重要，有助于促进生长发育和恢复体力，使大脑皮层得到充分的休息。保证前 3 个小时的睡眠（HUS ≥ 3 h）有助于获得更好的睡眠质量，延长 HUS 与更好的睡眠质量以及更深的睡眠有关[101]。

　　研究证实 TURP 可改善夜尿相关生活质量（N-QoL）并提高患者的总体生活质量[102]。Wada 等[103]的研究发现 TURP 不仅能改善 BPH 患者排尿期症状，还能改善患者包括夜尿症在内的储尿期症状。此研究显示 TURP 术后匹兹堡睡眠质量评分中主观睡眠质量和习惯性睡眠效率有改善，但对于患者整体睡眠质量改善不明显。Yoshimura[90] 对 138 例经 TURP 治疗的 LUTS/BPO 患者的研究发现，有 32.2% 的患者夜尿次数显著改善，但 IPSS 七个症状评分中，夜尿的改善率最低。

一项包含 66 名因 BPH 引起夜尿症的患者，一组口服 0.4 mg 坦索罗辛，另一组行 TURP，相比之下，TURP 组国际尿失禁咨询问卷－夜尿症（ICIQ-N）、国际尿失禁咨询问卷－夜尿症生活质量（ICIQ-NQoL）得分、夜尿次数等方面较坦索罗辛组都有更显著的改善。可见 TURP 对于 BPH 患者夜尿症的治疗明显优于坦索罗辛[104]。

可见，虽然手术治疗未明确成为治疗 BPH 患者夜尿症的标准治疗方式，但相较于其他 BPH 的治疗方式，TURP 不仅可以改善排尿期症状，较好地改善储尿期症状，同时也可以在一定程度上减少部分患者的夜尿次数，延长 HUS，延长整体睡眠时间，提升睡眠质量以及生活质量。但是，有一部分患者行 TURP 后仍受夜尿困扰，改善欠佳。这是因为夜尿症病因繁多，而 TURP 不能改善夜间多尿等因素导致的夜尿症。

总之，在没有对夜尿症的原因进行准确评估的情况下，不应单纯针对夜尿症进行手术治疗。同时，手术治疗不应用于仅受夜尿症困扰而没有其他 BPO 症状的患者。最后，应告知患者手术并不能保证一定有效，手术后夜尿症可能会持续存在。

# 第四节　睡眠障碍的治疗

当处理夜尿症时，需要判断是由于需要排尿使患者醒来，还是主要问题是睡眠质量差导致夜间醒来顺带排尿。当怀疑是后者时，除了保证良好的睡眠环境之外，也可以考虑使用促进睡眠的药物。

　　睡眠和夜尿症密切相关。睡眠中断增加了夜尿症的风险，而夜尿症通过对睡眠的干扰对人体带来了很大的伤害。在失眠合并夜尿症的患者，行为疗法（如减少卧床时间和保持有规律的睡眠时间）可以使夜间排尿次数适度减少。

　　如果患者的主要困扰是睡眠紊乱，促进睡眠的药物可能是一种治疗夜尿症的有效方法。镇静剂可以改善夜间排尿后的睡眠状态，但不能降低夜间排尿频率。同时，这些药物可能会扰乱正常的睡眠结构，并可能导致快速耐受、依赖性、早晨困倦和混沌。因此，应向患者告知镇静剂使用的风险和益处。

　　褪黑素是由松果体产生的天然存在的内分泌激素，其参与昼夜节律的调节。该药可以用于改善睡眠质量和睡眠持续时间。与苯二氮草类药物相比，褪黑素具有较低的副作用。患有夜尿症和良性前列腺增大（BPE）的男性睡前服用褪黑素，每晚排尿可减少一次，但与安慰剂相比，差异没有显著性。褪黑素和利马扎封（一种具有镇静和催眠作用的苯二氮草类药物）在一项由各种病因导致夜尿症的研究中，两者都独立地提高了生活质量，并从基线上分别减少了夜尿次数 0.8 次和 1.0 次；此研究没有安慰剂对照。与老年夜尿症患者的单用催眠药利马扎封相比，褪黑素和利马扎封合用减少了夜尿次数[105]。然而，另一项研究表明，与安慰剂相比，褪黑素只能轻度地减少 BPH 男性的夜尿次数[106]。

　　总之，虽然催眠剂可能无法直接从病理生理学角度治疗夜尿症，但可用于促进夜间排尿后快速恢复睡眠。催眠药可能会形成习惯，可能导致早晨嗜睡或混沌。与催眠药物相比，褪黑素可以减少夜尿次数，降低不良反应的风险。

# 第五节　混合性病因的治疗

　　对于有多种原因的夜尿症患者，多模式治疗策略是最合适的方法。一般建议首先确定夜尿症的病因，然后实施个性化的治疗措施，包括行为疗法、$\alpha_1$ 受体阻滞阻滞剂、抗毒蕈碱药、镇静催眠药物或几种药物的联合治疗。通过这些治疗，患者夜尿次数减少，夜尿的困扰减轻，睡眠质量改善[2]。

对于 $\alpha_1$ 受体阻滞剂无效的夜尿症患者，根据个体的潜在问题，可以选择性加用行为治疗、去氨升压素、抗毒蕈碱药物，以及镇静催眠药物。另一项研究[107]显示，夜尿症患者对去氨升压素联合行为治疗的依从性优于对去氨升压素单药治疗的依从性。医生可以使用排尿日记了解每个夜尿症患者的病理生理学机制，然后设计不同的个体化治疗方案，以最有效地改善每个患者的症状。

# 第六节　难治性夜尿症的治疗

经过一定时间的生活方式改变、行为疗法、药物疗法（或 TURP 手术）治疗后仍改善不佳的夜尿症，称为难治性夜尿症。对于难治性夜尿症，首先要对病因进行进一步的评估，以排除所有泌尿系统或非泌尿系统的病因，包括膀胱镜检查、尿动力学检查、腹部 CT、头部（脊柱、骨盆）MRI 检查，以除外膀胱肿瘤、盆腔肿瘤、膀胱结石、多发性硬化、中枢神经系统肿瘤等。难治性夜尿症的治疗，包括以下几个方面：

**1. 间歇性导尿**　当患者的夜间尿液产生量大于其夜间功能性膀胱容量时，就需要晚上起床排尿。如果患者晚上睡前能完全排空膀胱，则其功能性膀胱容量相当于实际的膀胱容量；然而，如果患者不能完全排空膀胱，残余尿量较多，则他们在夜间功能性膀胱容量低于其最大膀胱容量，会导致夜间排尿次数增加。因此，让残余尿量多的患者在睡觉前进行即刻（间歇）导尿，以帮助完全排空膀胱，从而增加夜间功能性膀胱容量而不增加实际膀胱容量，对于改善此类患者的夜尿症是有效的。

有多项研究评估了 LUTS 患者的残余尿量（PVR）[108]。采用尿动力学评估发现男性的平均 PVR 为 89 ml，女性为 5 ml。另一项回顾性研究证实了 LUTS 患者存在显著的 PVR，其中 963 名患有

LUTS 的男性平均 PVR 为 111 ml，而患有夜尿症男性的平均 PVR 略低，范围为 28 ～ 69 ml。所有研究中平均 PVR 的标准差（SD）很高，因此夜尿症患者膀胱排空能力存在显著差异。据此可以推断，相当一部分夜尿症患者可以从每晚一次睡前（间歇）导尿中获益。

有多项研究显示间歇性导尿对夜尿症的益处[109]。在 Kessler 的研究中，导尿的平均频率是每天 3 次；在 Pilloni 的研究中，导尿频率是每天 1 ～ 5 次，并且每位患者的尿路感染频率为每年 0.84 次。在两项研究中，60% 以上患者的生活质量均有显著改善。

这种治疗最大的问题之一是感染。显然，导尿可能将少量细菌带入未完全排空的膀胱内，因此每夜一次导尿将增加患者尿路感染的风险。为了降低这种风险，每次都可以使用新的导尿管，或者可以使用无菌技术（而不仅仅是清洁导尿）。与传统的塑料导管相比，亲水导管可能更舒适并且降低感染风险。对于男性患者，另一种方法是在床边放一个尿壶，晚上用尿壶排尿，减少对睡眠的干扰。

**2. 留置尿管**　一般不建议长期留置尿管，因为不能改善夜尿症患者的生活质量。长期经尿道留置导尿管可导致尿道炎、附睾炎、肾盂肾炎、膀胱结石、肾或输尿管结石等医源性损伤，甚至上尿路损伤。与经尿道留置尿管相比，耻骨上留置膀胱造瘘管的并发症发生率较低。

对于因夜间多尿或小容量膀胱而患有严重（难治性）夜尿症并且所有其他治疗均失败的患者，耻骨上留置膀胱造瘘管可以改善生活质量。尽管没有在 OAB 患者中使用耻骨上膀胱造瘘管的研究，但文献中相关的研究表明，这种形式的膀胱引流比尿道留置尿管的并发症更少，并能改善脊髓损伤患者的生活质量。

一般不建议将耻骨上留置膀胱造瘘管用于治疗单纯的夜尿症，某些特殊的患者可以采用夜间临时留置尿管，并（由患者）在白天拔出。这种治疗对于膀胱容量减少伴夜间多尿的患者最有效。虽然这种治疗一般比长期留置尿管并发症发生率更低，但依然存在感染和不适的风险。对于不愿意接受间歇性导尿术的患者，耻骨上留置尿管是可以考虑的方法[104]。

**3. 逼尿肌 A 型肉毒毒素注射术**　A 型肉毒毒素可用于非神经源

性、药物难治性 OAB 患者。对于夜尿症患者，由于储尿功能下降，使用膀胱镜下 A 型肉毒毒素注射可以减轻夜尿症。使用肉毒毒素（BTX）治疗夜尿症的证据有限，大多数研究仅包括小样本试验和非安慰剂对照的病例分析。此外，如果夜间多尿是夜尿症的主要原因，那么 A 型肉毒毒素将是一种效果较差的治疗选择[110]。

BTX 被批准用于难治性 OAB，BTX 通过与神经肌肉接头处的突触前膜结合，阻止前膜释放乙酰胆碱，引起特定肌肉可恢复性的迟缓性麻痹，而起到治疗作用。其安全性和有效性已得到广泛验证。

一项研究对 39 例非神经源性膀胱的 OAB 儿童患者进行了 A 型肉毒毒素注射，该研究发现，通过 A 型肉毒毒素注射可减少排尿和尿失禁次数，增加膀胱容量，术后 9 个月，15.15% 的患者夜尿症状消失（$P = 0.151$）[111]。

Miotla 等纳入 76 例女性特发性 OAB 患者，对其注射 BTX 100 U，比较术前和术后排尿日记和健康问卷并进行随访。术后 12 周这些患者平均夜尿次数减少 0.98 次（$P < 0.001$），夜间每次排尿量增多 92.6 ml（$P < 0.001$）。该研究证实了膀胱注射 BTX 对于改善 OAB 患者夜尿症症状的安全性和有效性[112]。

另一项 RCT 研究也采取了类似的方案。将 124 例 OAB 患者随机分为两组，分别注射 100 U BTX 和安慰剂，随访观察患者的 LUTS 症状。术后 12 周时，BTX 组患者的夜尿次数较安慰剂组减少 0.33 次（$P = 0.048$），患者夜尿症症状得到有效改善[113]。

对 101 例间质性膀胱炎的患者进行膀胱单次注射 BTX 100 U。术后 6 个月，患者平均夜尿次数由 4.7 次降低到 3.5 次，间质性膀胱炎总体症状改善 45.5%[114]。

一项系统分析纳入了 19 项随机试验，比较了米拉贝隆和 BTX（100 U，膀胱注射）用于治疗难治性 OAB 的疗效。米拉贝隆和 BTX 在改善 OAB 症状方面均优于安慰剂组，BTX 优于米拉贝隆（25 mg/50 mg）[115]。

目前尚无研究 A 型肉毒毒素注射单独用于夜尿症的治疗，夜尿症状常作为 OAB 症状的一部分。在非神经源性 OAB 逼尿肌内注射 A 型肉毒毒素后，会出现尿潴留并需要间歇性导尿，但患者的生活质量得到改善。A 型肉毒毒素的治疗效果是短暂的，必须每 6～9 个月重复注射一次。

**4. 神经调节** 神经调节是治疗难治性夜尿症的手术选择。最常用的两种方式是骶神经调节（sacral neuromodulation，SNS）和经皮胫后神经调节（posterior tibial nerve stimulation，PTNS）。但文献中对 SNS 和 PTNS 治疗夜尿症的研究较少。

SNS 为治疗下尿路功能障碍的有效方法。在一项涵盖 33 例接受 SNS 治疗神经系统疾病和下尿路功能障碍的回顾性研究中，患者接受 SNS 治疗，术前术后完善 4 日排尿日记，评估患者下尿路功能改善情况，平均随访 12.4 个月，平均夜尿次数从术前 2.6 次降至 0.8 次（$P < 0.0001$），改善 69%，但该研究并无长期夜尿症改善情况的结果，且样本例数较少，为回顾性研究，因而 SNS 对夜尿症的长期疗效难以得到有效评估[116]。

在另外一项纳入 31 例患膀胱过度活动症（OAB）的成年女性的研究中，行 SNS 治疗，完善术前、术后 3 日排尿日记，术前夜尿基线水平为（1.0±0.9）次，术后夜尿次数改善 14.4%，该研究样本量较少，且夜尿症改善并不明显[117]。FDA 和 AUA 指南批准 SNS 作为非神经源性 OAB 的三线治疗，但 SNS 对于夜尿症的疗效尚无明确的证据，而对于复杂性难治性夜尿症，SNS 应作为可考虑的方法之一。

不同于 SNS，PTNS 对夜尿症改善的相关研究以及证据更为丰富，PTNS 对夜尿症的改善更为明显。在一项纳入 66 例难治性 OAB 女性患者采用 PTNS 治疗的回顾性研究中，患者接受每周 1 次的 PTNS 治疗长达 12 周，随后再接受每月 1 次的 PTNS 治疗共 12 个月。经过 12 个月的 PTNS 治疗后，夜尿次数改善达 34%，因而在传统的 12 周疗程治疗后继续治疗仍可获得良好的疗效，而高 BMI 以及既往泌尿外科手术史是 12 个月 PTNS 治疗后夜尿症、尿频、尿急、尿失禁恶化的重要预测因素[118]。

将 79 例接受 PTNS 治疗的 OAB 患者，分为三组，第 1 组（$n = 25$）对 PTNS 治疗无反应；第 2 组（$n = 17$）对治疗有反应但未维持治疗；第 3 组（$n = 31$）对治疗有反应并维持治疗，相比之下，接受维持治疗的第 3 组夜尿症改善明显优于未维持治疗的第 2 组（两组差异 25.6%，$P = 0.030$），可见 PTNS 对患者夜尿症有改善，且接受维持 12 周 PTNS 治疗对夜尿症的改善要优于未接受持续治疗的患者[119]。

另外一项研究中，纳入 11 例平均年龄 51 岁的难治性 OAB 患者［每天有 7 次以上的排尿和（或）≥ 3 次急迫性尿失禁］，接受 PTNS 治疗后暂停治疗 6 周，再行复治。患者在暂停治疗之前（T1）和暂停 6 周治疗（T2）之后，以及完成复治之后（T3），完成了排尿日记和生活质量问卷（QoL）。在 T2 时，11 例患者中有 7 例排尿日记中尿失禁次数和（或）排尿频率增加 ≥ 50%。平均排尿量、夜尿症、大小便失禁次数和大小便失禁出现恶化（$P < 0.05$）。在 T3 时，9 例患者的排尿日记中尿失禁次数和（或）排尿频率下降 ≥ 50%，夜尿症、尿失禁发作次数、尿失禁严重程度、平均排尿量和生活质量显著改善（$P < 0.05$）。由此可见 PTNS 可有效改善 OAB 患者的夜尿症，接受持续 PTNS 治疗是有必要的，且 PTNS 对暂停一段时间治疗的患者继续有效[120]。

在另外一项回顾性研究中，183 例符合标准的 OAB 患者接受 PTNS 治疗，治疗后夜尿次数改善 0.8 次，且在 PTNS 治疗期间，与不继续使用 OAB 药物的患者相比，继续使用 OAB 药物的患者并未得到进一步改善，可见 PTNS 可改善 OAB 药物治疗无效患者的夜尿症[121]。一项多中心、前瞻性的研究中，21 例伴有 LUTS 且抗胆碱药物治疗无效的多发性硬化症（multiple sclerosis，MS）患者接受了 12 周的 PTNS 治疗，最终夜尿次数从 3 次降至 1 次（$P = 0.002$），未见不良反应，可见 PTNS 对 MS 患者的 LUTS 是有效、安全的治疗方法[122]。在另一项纳入 40 例女性 OAB 患者的随机对照研究中，PTNS 显示出在改善排尿次数、夜尿次数和急迫性尿失禁次数方面不弱于甚至优于琥珀酸索利那新的疗效[123]。

但在一项纳入 20 例女性间质性膀胱炎（interstitial cystitis，IC）患者的研究中，采用 PTNS 12 周治疗。基线白天排尿次数、夜尿次数和平均排尿量分别为（14.5±4.0）次、（3.0±0.9）次和（131.8±35.3）ml，而在治疗 12 周后，这些指标分别为（12.15±3.7）次、

（2.6±0.7）次和（141.0±36.2）ml[124]，由此可见间歇性 PTNS 治疗 IC 的结果并不是十分令人满意，且对 IC 患者夜尿症改善不明显。

因此 PTNS 对难治性 OAB 以及 MS 患者夜尿症有明显的改善，且维持 12 周治疗较未维持治疗的疗效好。治疗难治性 OAB 的夜尿症疗效优于琥珀酸索利那新。但 PTNS 对 IC 患者夜尿症改善情况证据较少。PTNS 的优点在于微创、损伤小，无需放置永久性植入物，且较 SNS 具有更为显著的疗效，但其局限性在于高额的费用，治疗最初 12 周需每周维持治疗。

**5. 膀胱扩大术**　至今并未发现膀胱扩大术治疗夜尿症相关的文献，但有一些研究证明膀胱扩大术对于难治性 OAB 有明确的疗效。

早在 1998 年，Awadet 等[98]就已经报道了膀胱扩大术对于特发性急迫性尿失禁患者的疗效，该研究指出，在 51 名入组女性中，53% 的特发性急迫性尿失禁患者在接受膀胱扩大术治疗后控尿显著改善，25% 女性的急迫性尿失禁有所改善，平均随访 75.4 个月，满意率为 53%。Blaivaset 等[125]在 2005 年进行的一项研究中显示，在 76 名因良性疾病接受膀胱扩大术治疗的患者中（18 名男性和 58 名女性），49 名（69%）完全治愈，14 名（20%）主观改善，只有 8 名患者（11%）膀胱扩大术失败。膀胱扩大术相关的不良事件发生率较高，其中死亡率为 0 ～ 2.7%，长期影响和并发症还包括需要清洁间歇自家导尿（26% ～ 100%）、结石形成（35% ～ 52%）、尿路感染（4% ～ 43%）、代谢性酸中毒（20%）、肾功能恶化（0 ～ 15%）、膀胱穿孔（0.8% ～ 13%）和排便习惯改变（18% ～ 54%）。

在 2020 年梅奥诊所妇产科与泌尿外科的一篇综述中，详细介绍了女性 OAB 的评估手段与治疗方法，其中提到，在当代临床实践中，对于严重的难治性 OAB 患者，较少数会行膀胱扩大术与尿流改道术[126]。在 2020 年的另一篇关于难治性膀胱过度活动症治疗现状的回顾中指出，在 A 型肉毒毒素注射、PTNS、SNS 三线治疗后，OAB 患者症状仍未见明显改善时，向患者解释清楚手术的优势与风险后，可以考虑进行膀胱扩大术等侵入性手术[79]，膀胱扩大术具有很高的成功率，但也有很高的并发症发生率。该文献提出逼尿肌切开术较简单，但治疗结果存在争议。

虽然膀胱扩大术对于有夜尿症的 OAB 患者疗效明确，但在临床上，仍然是其他治疗无效后极少数患者的选择，这与膀胱扩大术并发症较多、手术操作较复杂、手术风险较高有关。因此，有关夜尿症患者行膀胱扩大术的可行性与疗效，还需进一步探讨[127]。

# 第七节　夜尿症治疗的展望

直至今日，夜尿症仍然是一个我们知之甚少的疾病。夜尿症文献的主体由低或中等质量证据组成，因此需要精心设计、执行良好的 RCT 用于验证或证伪行为治疗、药物治疗和外科治疗对夜尿症的疗效。尽管这些研究中显示的一些结果具有统计学意义，但在夜间排尿次数绝对减少方面的临床意义，更重要的是在减少烦恼和改善生活质量方面不那么令人满意。可能需要药物联合其他治疗来针对不同病因导致的夜尿症。如果初始药物治疗失败，则需要对患者进行重新评估并请相应的专科医生会诊。

在夜尿症的治疗中存在明显的安慰剂效应，并且通常与安慰剂相比，使用药物治疗后夜尿症仅有少许额外的改善。因此，考虑到夜尿症的多种病因，可能在大多数患者中需要多种疗法来实现对夜尿症的改善，并转化为改善睡眠质量和日间状态。对治疗结果进行仔细的主观和客观记录将有望引导将来的研究，从而为夜尿症患者的治疗提供基于证据的指南。

## 参考文献

［1］Gordon D J，Emeruwa C J，Weiss J P. Management Strategies for Nocturia［J］. Curr Urol Rep，2019，20（11）：75.

［2］Sakalis V I，Karavitakis M，Bedretdinova D，et al. Medical Treatment of Nocturia in Men with Lower Urinary Tract Symptoms：Systematic Review by the European Association of Urology Guidelines Panel for Male Lower Urinary Tract Symptoms［J］. Eur Urol，2017，72（5）：757-769.

［3］夜尿症临床诊疗中国专家共识编写组.夜尿症临床诊疗中国专家共识［J］. 中华泌尿外科杂志，2018，39（8）：561-564.

［4］Kowalik C G，Cohn J A，Delpe S，et al. Nocturia：Evaluation and Current Management Strategies［J］. Rev Urol，2018，20（1）：1-6.

［5］Sivanandam A，Bhandari M. How should patients with an overactive bladder manipulate their fluid intake?［J］. BJU Int，2008，102（7）：903-904.

［6］Soda T，Masui K，Okuno H，et al. Efficacy of nondrug lifestyle measures for the treatment of nocturia［J］. J Urol，2010，184（3）：1000-1004.

［7］Cho S Y，Lee S L，Kim I S，et al. Short-term effects of systematized behavioral modification program for nocturia：a prospective study［J］. Neurourol Urodyn，2012，31（1）：64-68.

［8］Burgio K L. Update on behavioral and physical therapies for incontinence and overactive bladder：the role of pelvic floor muscle training［J］. Curr Urol Rep，2013，14（5）：457-464.

［9］Burgio K L，Goode P S，Johnson T M，et al. Behavioral versus drug treatment for overactive bladder in men：the Male Overactive Bladder Treatment in Veterans（MOTIVE）Trial［J］. J Am Geriatr Soc，2011，59（12）：2209-2216.

［10］Johnson T M 2nd，Burgio K L，Redden D T，et al. Effects of behavioral and drug therapy on nocturia in older incontinent women［J］. J Am Geriatr Soc，2005，53（5）：846-850.

［11］Johnson T M 2nd，Markland A D，Goode P S，et al. Efficacy of adding behavioural treatment or antimuscarinic drug therapy to $\alpha$-blocker therapy in men with nocturia［J］. BJU Int，2013，112（1）：100-108.

［12］Vaughan C P，Bliwise D L. Sleep and Nocturia in Older Adults［J］. Sleep Med Clin，2018，13（1）：107-116.

［13］Furtado-Albanezi D，Jürgensen S P，Avila M A，et al. Effects of two nonpharmacological treatments on the sleep quality of women with nocturia：a randomized controlled clinical trial［J］. Int Urogynecol J，2019，30（2）：279-286.

［14］Tyagi S，Resnick N M，Perera S，et al. Behavioral treatment of insomnia：also effective for nocturia［J］. J Am Geriatr Soc，2014，62（1）：54-60.

［15］Miyazaki T，Kojima S，Yamamuro M，et al. Nocturia in patients with sleep-disordered breathing and cardiovascular disease［J］. Circ J，2015，79（12）：2632-2640.

［16］Wang T，Huang W，Zong H，et al. The efficacy of continuous positive airway pressure therapy on nocturia in patients with obstructive sleep apnea：a systematic review and meta-analysis［J］. Int Neurourol J，2015，19（3）：

178-184.

[17] Miyazato M, Tohyama K, Touyama M, et al. Effect of continuous positive airway pressure on nocturnal urine production in patients with obstructive sleep apnea syndrome [J]. Neurourol Urodyn, 2017, 36 (2): 376-379.

[18] Margel D, Shochat T, Getzler O, et al. Continuous positive airway pressure reduces nocturia in patients with obstructive sleep apnea [J]. Urology, 2006, 67 (5): 974-977.

[19] Victor R G, Li N, Blyler C A, et al. Nocturia as an Unrecognized Symptom of Uncontrolled Hypertension in Black Men Aged 35 to 49 Years [J]. J Am Heart Assoc, 2019, 8 (5): e010794.

[20] Reynard J M, Cannon A, Yang Q, et al. A novel therapy for nocturnal polyuria: a double-blind randomized trial of frusemide against placebo [J]. Br J Urol, 1998, 81 (2): 215-218.

[21] Pedersen P A, Johansen P B. Prophylactic treatment of adult nocturia with bumetanide [J]. Br J Urol, 1988, 62 (2): 145-147.

[22] Bodo G, Gontero P, Casetta G, et al. Circadian antidiuretic hormone variation in elderly men complaining of persistent nocturia after urinary flow obstruction removal [J]. Scand J Urol Nephrol, 1998, 32 (5): 320-324.

[23] Moon D G, Jin M H, Lee J G, et al. Antidiuretic hormone in elderly male patients with severe nocturia: a circadian study [J]. BJU Int, 2004, 94 (4): 571-575.

[24] Graugaard-Jensen C, Rittig S, Djurhuus J C. Nocturia and circadian blood pressure profile in healthy elderly male volunteers [J]. J Urol, 2006, 176 (3): 1034-1039.

[25] Natsume O. A clinical investigation of nocturnal polyuria in patients with nocturia: a diurnal variation in arginine vasopressin secretion and its relevance to mean blood pressure [J]. J Urol, 2006, 176 (2): 660-664.

[26] Van Kerrebroeck P E, Dmochowski R, FitzGerald M P, et al. Nocturia research: current status and future perspectives [J]. Neurourol Urodyn, 2010, 29 (4): 623-628.

[27] Fralick M, Kesselheim A S. FDA Approval of Desmopressin for Nocturia [J]. JAMA, 2017, 317 (20): 2059-2060.

[28] Ebell M H, Radke T, Gardner J. A systematic review of the efficacy and safety of desmopressin for nocturia in adults [J]. J Urol, 2014, 192 (3): 829-835.

[29] Menon C, Berry E W, Ockelford P. Beneficial effect of D.D.A.V.P. on bleeding-time in von Willebrand's disease [J]. Lancet, 1978, 2 (8092 Pt 1): 743-744.

[ 30 ] Moffatt M E，Harlos S，Kirshen A J，et al. Desmopressin acetate and nocturnal enuresis：how much do we know？[ J ]. Pediatrics，1993，92（3）：420-425.

[ 31 ] Lose G，Mattiasson A，Walter S，et al. Clinical experiences with desmopressin for long-term treatment of nocturia [ J ]. J Urol，2004，172（3）：1021-1025.

[ 32 ] Laureanno P，Ellsworth P. Demystifying nocturia：identifying the cause and tailoring the treatment [ J ]. Urol Nurs，2010，30（5）：276-287.

[ 33 ] Weiss J P，Blaivas J G，Bliwise D L，et al. The evaluation and treatment of nocturia：a consensus statement [ J ]. BJU Int，2011，108（1）：6-21.

[ 34 ] Slawson D. Desmopressin effective for treating Nocturia in adults [ J ]. American family physician，2014，90（11）：796-797.

[ 35 ] Weiss J P，Zinner N R，Klein B M，et al. Desmopressin orally disintegrating tablet effectively reduces nocturia：results of a randomized，double-blind，placebo-controlled trial [ J ]. Neurourol Urodyn，2012，31（4）：441-447.

[ 36 ] Yamaguchi O，Nishizawa O，Juul K V，et al. Gender difference in efficacy and dose response in Japanese patients with nocturia treated with four different doses of desmopressin orally disintegrating tablet in a randomized，placebo-controlled trial [ J ]. BJU Int，2013，111（3）：474-484.

[ 37 ] Cohn J A，Kowalik C G，Reynolds W S，et al. Desmopressin acetate nasal spray for adults with nocturia[ J ]. Expert Rev Clin Pharmacol，2017，10（12）：1281-1293.

[ 38 ] Everaert K，Hervé F，Bosch R，et al. International Continence Society consensus on the diagnosis and treatment of nocturia [ J ]. Neurourol Urodyn，2019，38（2）：478-498.

[ 39 ] Hashim H，Blanker M H，Drake M J，et al. International Continence Society（ICS）report on the terminology for nocturia and nocturnal lower urinary tract function [ J ]. Neurourol Urodyn，2019，38（2）：499-508.

[ 40 ] Fu F G，Lavery H J，Wu D L. Reducing nocturia in the elderly：a randomized placebo-controlled trial of staggered furosemide and desmopressin [ J ]. Neurourol Urodyn，2011，30（3）：312-316.

[ 41 ] Dobrek Ł，Thor PJ. The role of prostanoids in the urinary bladder function and a potential use of prostanoid-targeting pharmacological agents in bladder overactivity treatment [ J ]. Acta Pol Pharm，2015，72（1）：13-19.

[ 42 ] Araki T，Yokoyama T，Kumon H. Effectiveness of a nonsteroidal anti-inflammatory drug for nocturia on patients with benign prostatic hyperplasia：a prospective non-randomized study of loxoprofen sodium 60 mg once daily before sleeping [ J ]. Acta Med Okayama，2004，58（1）：45-49.

[ 43 ] Araki T, Yokoyama T, Araki M, et al. A Clinical Investigation of the Mechanism of Loxoprofen, a non-steroidal anti-inflammatory drug, for patients with nocturia [ J ]. Acta Med Okayama, 2008, 62 ( 6 ): 373-378.

[ 44 ] Gorgel S N, Sefik E, Kose O, et al. The effect of combined therapy with tamsulosin hydrochloride and meloxicam in patients with benign prostatic hyperplasia symptoms and impact on nocturia and sleep quality [ J ]. Int Braz J Urol, 2013, 39: 657-662.

[ 45 ] Lee K C, Rauscher F, Kaminesky J, et al. Novel immediate/sustained-release formulation of acetaminophen-ibuprofen combination ( Paxerol® ) for severe nocturia associated with overactive bladder: A multi-center, randomized, double blinded, placebo-controlled, 4-arm trial [ J ]. Neurourol Urodyn, 2019, 38 ( 2 ): 740-748.

[ 46 ] Zhang K, Yu W, Jin J, et al. Effect of doxazosin gastrointestinal therapeutic system 4 mg *vs.* tamsulosin 0.2 mg on nocturia in Chinese men with lower urinary tract symptoms: a prospective, multicenter, randomized, open, parallel study [ J ]. Urology, 2011, 78 ( 3 ): 636-640.

[ 47 ] Cornu J N, Abrams P, Chapple C R, et al. A contemporary assessment of nocturia: definition, epidemiology, pathophysiology, and management—a systematic review and meta-analysis [ J ]. Eur Urol, 2012, 62 ( 5 ): 877-890.

[ 48 ] Nasu K, Moriyama N, Kawabe K, et al. Quantification and distribution of alpha 1-adrenoceptor subtype mRNAs in human prostate: comparison of benign hypertrophied tissue and non-hypertrophied tissue [ J ]. Br J Pharmacol, 1996, 119 ( 5 ): 797-803.

[ 49 ] Oelke M, Bachmann A, Descazeaud A, et al. EAU guidelines on the treatment and follow-up of non-neurogenic male lower urinary tract symptoms including benign prostatic obstruction [ J ]. Eur Urol, 2013, 64 ( 1 ): 118-140.

[ 50 ] Kozminski M A, Wei J T, Nelson J, et al. Baseline characteristics predict risk of progression and response to combined medical therapy for benign prostatic hyperplasia ( BPH )[ J ]. BJU Int, 2015, 115 ( 2 ): 308-316.

[ 51 ] Chapple C R, Montorsi F, Tammela T L, et al. Silodosin therapy for lower urinary tract symptoms in men with suspected benign prostatic hyperplasia: results of an international, randomized, double-blind, placebo-and active-controlled clinical trial performed in Europe [ J ]. Eur Urol, 2011, 59 ( 3 ): 342-352.

[ 52 ] Eisenhardt A, Schneider T, Cruz F, et al. Consistent and significant improvement of nighttime voiding frequency ( nocturia ) with silodosin in men with

LUTS suggestive of BPH: pooled analysis of three randomized, placebo-controlled, double-blind phase Ⅲ studies [ J ]. World J Urol, 2014, 32（5）: 1119-1125.

[ 53 ] Kim Y W, Park J, Chung H, et al. The Effectiveness of Silodosin for Nocturnal Polyuria in Elderly Men With Benign Prostatic Hyperplasia: A Multicenter Study [ J ]. Int Neurourol J, 2015, 19（3）: 190-196.

[ 54 ] Kojima Y, Sasaki S, Imura M, et al. Tamsulosin reduces nighttime urine production in benign prostatic hyperplasia patients with nocturnal polyuria: a prospective open-label long-term study using frequency-volume chart [ J ]. Neurourol Urodyn, 2012, 31（1）: 80-85.

[ 55 ] Paick J S, Ku J H, Shin J W, et al. alpha-blocker monotherapy in the treatment of nocturia in men with lower urinary tract symptoms: a prospective study of response prediction [ J ]. BJU Int, 2006, 97（5）: 1017-1023.

[ 56 ] Kim B H, Kim K H, Ko Y H, et al. The prostatic urethral angle can predict the response to alpha adrenoceptor antagonist monotherapy for treating nocturia in men with lower urinary tract symptom: A multicenter study [ J ]. Prostate Int, 2016, 4（1）: 30-35.

[ 57 ] Tanaka T, Kuratsukuri K, Yoshimura R, et al. Efficacy of naftopidil for nocturia in male patients with lower urinary tract symptoms: comparison of morning and evening dosing [ J ]. Int J Urol, 2015, 22（3）: 317-321.

[ 58 ] Nickel J C, Sander S, Moon T D. A meta-analysis of the vascular-related safety profile and efficacy of alpha-adrenergic blockers for symptoms related to benign prostatic hyperplasia [ J ]. Int J Clin Pract, 2008, 62（10）: 1547-1559.

[ 59 ] Novara G, Chapple C R, Montorsi F. A pooled analysis of individual patient data from registrational trials of silodosin in the treatment of non-neurogenic male lower urinary tract symptoms（LUTS）suggestive of benign prostatic hyperplasia（BPH）[ J ]. BJU Int, 2014, 114（3）: 427-433.

[ 60 ] Cheng Philip J, Myers Jeremy B. Augmentation cystoplasty in the patient with neurogenic bladder [ J ]. World J Urol, 2020, 38（12）: 3035-3046.

[ 61 ] Elinoff V, Bavendam T, Glasser D B, et al. Symptom-specific efficacy of tolterodine extended release in patients with overactive bladder: the IMPACT trial [ J ]. Int J Clin Pract, 2006, 60（6）: 745-751.

[ 62 ] Brock G, Broderick G, Roehrborn C G, et al. Tadalafil once daily in the treatment of lower urinary tract symptoms（LUTS）suggestive of benign prostatic hyperplasia（BPH）in men without erectile dysfunction [ J ]. BJU Int, 2013, 112（7）: 990-997.

[ 63 ] Choo M S, C K Doo, K S Lee. Satisfaction with tolterodine: assessing

symptom-specific patient-reported goal achievement in the treatment of overactive bladder in female patients ( STARGATE study ) [ J ] . Int J Clin Pract, 2008, 62 ( 2 ): 191-196.

[ 64 ] Yokoyama O, Yamaguchi O, Kakizaki H, et al. Efficacy of solifenacin on nocturia in Japanese patients with overactive bladder: impact on sleep evaluated by bladder diary [ J ] . J Urol, 2011, 186 ( 1 ): 170-174.

[ 65 ] Kwon T, Oh T H, Choi S, et al. Influence of daytime or nighttime dosing with solifenacin for overactive bladder with nocturia: impact on nocturia and sleep quality [ J ] . J Korean Med Sci, 2017, 32 ( 9 ): 1491-1495.

[ 66 ] S Brostrøm, Hallas J. Persistence of antimuscarinic drug use [ J ] . Eur J Clin Pharmacol, 2009, 65 ( 3 ): 309-314.

[ 67 ] Oelke M, Roehrborn C G, D'Ancona C, et al. Nocturia improvement in the combination of Avodart ( R ) and tamsulosin ( CombAT ) study [ J ] . World J Urol, 2014, 32 ( 5 ): 1133-1140.

[ 68 ] Tacklind J, Fink H A, Macdonald R, et al. Finasteride for benign prostatic hyperplasia [ J ] . Cochrane Database Syst Rev, 2010, 12 ( 10 ): CD006015.

[ 69 ] Serati M, Andersson K E, Dmochowski R, et al. Systematic review of combination drug therapy for non-neurogenic lower urinary tract symptoms [ J ] . Eur Urol, 2019, 75 ( 1 ): 129-168.

[ 70 ] Nitti V W, Auerbach S, Martin N, et al. Results of a randomized phase III trial of mirabegron in patients with overactive bladder [ J ] . J Urol, 2013, 189 ( 4 ): 1388-1395.

[ 71 ] Smith A L, Wein A J. Outcomes of pharmacological management of nocturia with non-antidiuretic agents: does statistically significant equal clinically significant? [ J ] . BJU Int, 2011, 107 ( 10 ): 1550-1554.

[ 72 ] Khullar V, Amarenco G, Angulo J C. Efficacy and tolerability of mirabegron, a beta ( 3 ) -adrenoceptor agonist, in patients with overactive bladder: results from a randomised European-Australian phase 3 trial [ J ] . Eur Urol, 2013, 63 ( 2 ): 283-295.

[ 73 ] Chapple C R, Kaplan S A, Mitcheson D, et al. Randomized double-blind, active-controlled phase 3 study to assess 12-month safety and efficacy of mirabegron, a beta ( 3 ) -adrenoceptor agonist, in overactive bladder [ J ] . Eur Urol, 2013, 63 ( 2 ): 296-305.

[ 74 ] Kuo H C, Lee K S, Na Y, et al. Results of a randomized, double-blind, parallel-group, placebo-and active-controlled, multicenter study of mirabegron, a beta3-adrenoceptor agonist, in patients with overactive bladder in Asia [ J ] . Neurourol Urodyn, 2015, 34 ( 7 ): 685-692.

[ 75 ] Oelke M, Giuliano F, Baygani S K, et al. Treatment satisfaction with

tadalafil or tamsulosin *vs.* placebo in men with lower urinary tract symptoms （LUTS）suggestive of benign prostatic hyperplasia（BPH）：results from a randomised, placebo-controlled study［J］. BJU Int, 2014, 114（4）： 568-575.

［76］Ko W J, Han H H, Ham W S, et al. Daily use of sildenafil 50 mg at night effectively ameliorates nocturia in patients with lower urinary tract symptoms associated with benign prostatic hyperplasia：an exploratory multicenter, double-blind, randomized, placebo-controlled study［J］. Aging Male, 2017, 20（2）：81-88.

［77］Oelke M, Weiss J P, Mamoulakis C, et al. Effects of tadalafil on nighttime voiding（nocturia）in men with lower urinary tract symptoms suggestive of benign prostatic hyperplasia：a post hoc analysis of pooled data from four randomized, placebo-controlled clinical studies［J］. World J Urol, 2014, 32（5）：1127-1132.

［78］Blaivas Jerry G, Weiss Jeffrey P, Desai Pretik, et al. Long-term followup of augmentation enterocystoplasty and continent diversion in patients with benign disease［J］. J Urol, 2005, 173（5）：1631-1634.

［79］Raju Rubin, Linder Brian J. Evaluation and Treatment of Overactive Bladder in Women［J］. Mayo Clin Proc, 2020, 95（2）：370-377.

［80］Wilt T, Ishani A, Mac D R, et al. Pygeum africanum for benign prostatic hyperplasia［J］. Cochrane Database Syst Rev, 2002, 1998（1）：CD001044.

［81］MacDonald R, Ishani A, Rutks I, et al. A systematic review of Cernilton for the treatment of benign prostatic hyperplasia［J］. BJU Int, 2000, 85（7）： 836-841.

［82］Dizeyi N, Mattisson I Y, Ramnemark L, et al. The effects of Cernitin® on inflammatory parameters and benign prostatic hyperplasia：An in vitro study ［J］. Phytother Res, 2019, 33（9）：2457-2464.

［83］Vela-Navarrete R, Alcaraz A, Rodríguez-Antolín A, et al. Efficacy and safety of a hexanic extract of Serenoa repens（Permixon®）for the treatment of lower urinary tract symptoms associated with benign prostatic hyperplasia （LUTS/BPH）：systematic review and meta-analysis of randomised controlled trials and observational studies［J］. BJU Int, 2018, 122（6）： 1049-1065.

［84］Allkanjari O, Vitalone A. What do we know about phytotherapy of benign prostatic hyperplasia?［J］. Life Sci, 2015, 126：42-56.

［85］Wagenlehner F M, Schneider H, Ludwig M, et al. A pollen extract （Cernilton）in patients with inflammatory chronic prostatitis-chronic pelvic pain syndrome：a multicentre, randomised, prospective, double-blind, placebo-controlled phase 3 study ［J］. Eur Urol，2009，56（3）：544-551.

［86］Bent S，Kane C，Shinohara K，et al. Saw palmetto for benign prostatic hyperplasia ［J］. N Engl J Med，2006，354（6）：557-566.

［87］Barry M J，Meleth S，Lee J Y，et al. Effect of increasing doses of saw palmetto extract on lower urinary tract symptoms：a randomized trial ［J］. JAMA，2011，306（12）：1344-1351.

［88］Sigurdsson S，Geirsson G，Gudmundsdottir H，et al. A parallel，randomized，double-blind，placebo-controlled study to investigate the effect of SagaPro on nocturia in men ［J］. Scand J Urol，2013，47（1）：26-32.

［89］Hitoshi Oh-oka. Editorial Comment to Nocturia and sleep quality after transurethral resection of the prostate ［J］. Int J Urol，2014，21（1）：86-86.

［90］Keehn A，Taylor J，Lowe FC. Phytotherapy for Benign Prostatic Hyperplasia ［J］. Curr Urol Rep，2016，17（7）：53.

［91］Yagi H，Nishio K，Sato R，et al. Clinical efficacy and tolerability of Gosha-jinki-gan，a Japanese traditional herbal medicine，for nocturia ［J］. J Tradit Complement Med，2015，6（1）：126-129.

［92］Leibbrand M，Siefer S，Schön C，et al. Effects of an oil-free hydroethanolic pumpkin seed extract on symptom frequency and severity in men with benign prostatic hyperplasia：a pilot study in humans［J］. J Med Food，2019，22（6）：551-559.

［93］Ledda A，Belcaro G，Feragalli B，et al. Benign prostatic hypertrophy：Pycnogenol® supplementation improves prostate symptoms and residual bladder volume ［J］. Minerva Med，2018，109（4）：280-284.

［94］Hamidi Madani A，Enshaei A，Heidarzadeh A，et al. Transurethral intraprostatic Botulinum toxin-A injection：a novel treatment for BPH refractory to current medical therapy in poor surgical candidates ［J］. World J Urol，2013，31：235-239.

［95］Oelke M，Berges R，Schläfke S，et al. Fixed-dose combination PRO 160/120 of sabal and urtica extracts improves nocturia in men with LUTS suggestive of BPH：re-evaluation of four controlled clinical studies ［J］. World J Urol，2014，32（5）：1149-1154.

［96］Santos H O，Howell S，Teixeira F J. Beyond tribulus（Tribulus terrestris L.）：The effects of phytotherapics on testosterone，sperm and prostate parameters ［J］. J Ethnopharmacol，2019，235：392-405.

［97］Yoshimura K，Shimizu Y，Masui K，et al. Furosemide versus Gosha-Jinki-Gan，a Blended Herbal Medicine，for Nocturnal Polyuria：A Randomized Crossover Trial ［J］. Low Urin Tract Symptoms，2012，4（2）：77-81.

［98］Awad S A, Al-Zahrani H M, Gajewski J B, et al. Long-term results and complications of augmentation ileocystoplasty for idiopathic urge incontinence in women［J］. Br J Urol, 1998, 81（4）: 569-573.

［99］Chartier-Kastler E, Tubaro A. The measurement of nocturia and its impact on quality of sleep and quality of life in LUTS/BPH［J］. European Urology Supplements, 2006, 5（1）: 3-11.

［100］Bliwise D L, Holm-Larsen T, Goble S, et al. Short time to first void is associated with lower whole-night sleep quality in nocturia patients［J］. J Clin Sleep Med, 2015, 11（1）: 53-55.

［101］Margel D, Lifshitz D, Brown N, et al. Predictors of nocturia quality of life before and shortly after prostatectomy［J］. Urology, 2007, 70（3）: 493-497.

［102］Simaioforidis V, Papatsoris A G, Chrisofos M, et al. Tamsulosin versus transurethral resection of the prostate: effect on nocturia as a result of benign prostatic hyperplasia［J］. Int J Urol, 2011, 18（3）: 243-248.

［103］Yoshimura K, Ohara H, Ichioka K, et al. Nocturia and benign prostatic hyperplasia［J］. Urology, 2003, 61（4）: 786-790.

［104］Curcio L, Costa F, Marinho M A, et al. Use of botulinum toxin type A（Botox®）through transcystoscopic vesical insertion for overactive bladder syndrome unresponsive to oral medication or for parasympatholytic drugs use severe side effects［J］. Braz J Video-Sur, 2008, 1: 97-103.

［105］Sugaya K, Nishijima S, Miyazato M, et al. Effects of melatonin and rilmazafone on nocturia in the elderly［J］. J Int Med Res, 2007, 35（5）: 685-691.

［106］Drake M J, Canham L, Cotterill N, et al. Results of a randomized, double blind, placebo controlled, crossover trial of melatonin for treatment of Nocturia in adults with multiple sclerosis（MeNiMS）［J］. BMC Neurol, 2018, 18（1）: 107.

［107］Haddad R, Denys P, Arlandis S, et al. Nocturia and nocturnal polyuria in neurological patients: from epidemiology to treatment. a systematic review of the literature［J］. Eur Urol Focus, 2020, 6（5）: 922-934.

［108］Madersbacher S, Pycha A, Schatzl G, et al. The aging lower urinary tract: a comparative urodynamic study of men and women［J］. Urology, 1998, 51（2）: 206-212.

［109］Pilloni S, Krhut J, Mair D, et al. Intermittent catheterisation in older people: a valuable alternative to an indwelling catheter?［J］. Age Ageing, 2005, 34（1）: 57-60.

［110］Curcio L, Costa F, Marinho M A, et al. Use of botulinum toxin type A（Botox®）

through transcystoscopic vesical insertion for overactive bladder syndrome unresponsive to oral medication or for parasympatholytic drugs use severe side effects [ J ] . Braz J Video-Sur, 2008, 1 ( 3 ): 97-103.

[ 111 ] Bayrak O, Sadioglu E, Sen H, et al. Efficacy of onabotulinum toxin A injection in pediatric patients with non-neurogenic detrusor overactivity [ J ] . Neurourol Urodyn, 2017, 36 ( 8 ): 2078-2082.

[ 112 ] Miotla P, Cartwright R, Futyma K, et al. Can botox improve night-time overactive bladder symptoms in women? [ J ] . Neurourol Urodyn, 2017, 36 ( 3 ): 648-652.

[ 113 ] Yokoyama O, Honda M, Yamanishi T, et al. OnabotulinumtoxinA ( botulinum toxin type A ) for the treatment of Japanese patients with overactive bladder and urinary incontinence: Results of single-dose treatment from a phase Ⅲ, randomized, double-blind, placebo-controlled trial ( interim analysis ) [ J ] . Int J Urol, 2020, 27 ( 3 ): 227-234.

[ 114 ] Kuo Y C, Kuo H C. O'Leary-sant symptom index predicts the treatment outcome for onabotulinumtoxina injections for refractory interstitial cystitis/ bladder pain syndrome [ J ] . Toxins, 2015, 7 ( 8 ): 2860-2871.

[ 115 ] Freemantle N, Ginsberg D A, McCool R, et al. Comparative assessment of onabotulinumtoxinA and mirabegron for overactive bladder: an indirect treatment comparison [ J ] . BMJ Open, 2016, 6 ( 2 ): e009122.

[ 116 ] Wallace P A, Lane F L, Noblett K L. Sacral nerve neuromodulation in patients with underlying neurologic disease [ J ] . Am J Obstet Gynecol, 2007, 197 ( 1 ): 91-96.

[ 117 ] Lee J, Osann K, Noblett K. Comparison of motor and sensory response of InterStim ( R ) for overactive bladder syndrome [ J ] . Female Pelvic Med Reconstr Surg, 2013, 19 ( 6 ): 317-321.

[ 118 ] Pincus J, Rostaminia G, Chang C, et al. Factors associated with overactive bladder symptom improvement after 1 year of monthly percutaneous tibial nerve stimulation therapy [ J ] . Neurourol Urodyn, 2019, 38 ( 6 ): 1676-1684.

[ 119 ] Salatzki J, Liechti M D, Spanudakis E, et al. Factors influencing return for maintenance treatment with percutaneous tibial nerve stimulation for the management of the overactive bladder [ J ] . BJU Int, 2019, 123 ( 5A ): E20-E28.

[ 120 ] Van der Pal F, Van Balken M R, Heesakkers J P, et al. Percutaneous tibial nerve stimulation in the treatment of refractory overactive bladder syndrome: is maintenance treatment necessary? [ J ] . BJU Int, 2006, 97 ( 3 ): 547-550.

［121］Iyer S，Laus K，Rugino A，et al. Subjective and objective responses to PTNS and predictors for success：a retrospective cohort study of percutaneous tibial nerve stimulation for overactive bladder ［J］. Int Urogynecol J, 2019, 30（8）：1253-1259.

［122］Gobbi C，Digesu G A，Khullar V，et al. Percutaneous posterior tibial nerve stimulation as an effective treatment of refractory lower urinary tract symptoms in patients with multiple sclerosis：preliminary data from a multicentre, prospective, open label trial ［J］. Mult Scler, 2011, 17（12）：1514-1519.

［123］Vecchioli-Scaldazza C，Morosetti C，Berouz A，et al. Solifenacin succinate versus percutaneous tibial nerve stimulation in women with overactive bladder syndrome：results of a randomized controlled crossover study ［J］. Gynecol Obstet Invest, 2013, 75（4）：230-234.

［124］Ragab M M，Tawfik A M，Abo E M，et al. Evaluation of percutaneous tibial nerve stimulation for treatment of refractory painful bladder syndrome ［J］. Urology, 2015, 86（4）：707-711.

［125］Blaivas Jerry G，Weiss Jeffrey P，Desai Pretik，et al. Long-term followup of augmentation enterocystoplasty and continent diversion in patients with benign disease ［J］. J Urol, 2005, 173（5）：1631-1634.

［126］Cheng P J，Myers J B. Augmentation cystoplasty in the patient with neurogenic bladder ［J］. World J Urol, 2020, 38（12）：3035-3046.

［127］Li-Chen C，Hann-Chorng K. Current management of refractory overactive bladder ［J］. Low Urin Tract Symptoms, 2020, 12（2）：109-116.

# 附录 1
# 夜尿症临床诊疗中国专家共识

夜尿症临床诊疗中国专家共识编写组

夜尿症是常见的下尿路症状（LUTS）之一，发病率高，严重影响患者的生活质量，常导致抑郁、认知功能障碍、情绪障碍、跌倒性损伤等并发症[1-3]。目前国内对夜尿症关注不足，尚存在名词不统一、概念混淆等问题，众多夜尿症患者得不到准确的诊断和合理的治疗[4-5]。为提高我国在该领域的临床诊治水平，特制定本共识。

## 一、疾病概述

2002 年，国际尿控协会（International Continence Society，ICS）将夜尿症定义为患者夜间因尿意醒来排尿 ≥ 1 次[1]，本共识推荐以每晚排尿 ≥ 2 次作为夜尿症的判断标准[6]。目前有一些与夜尿症相关的名词：①多尿症，24 h 总尿量超过 40 ml/kg；②夜间多尿（nocturnal polyuria，NP），夜间睡眠过程中尿液产生过多；③夜间遗尿症（nocturnal enuresis，NE），在夜间睡眠状态下的排尿。

夜尿症患病率随年龄增加而增高。国内的研究结果表明，18 岁以上人群夜间排尿 ≥ 1 次者占 57.5%，≥ 2 次者占 24.7%，高龄、高体重指数、吸烟、高血压病和糖尿病是夜尿症的高危因素[4]。夜尿次数过多、尤其是夜间入睡后至第 1 次排尿前的睡眠时间过短对生活质量有明显影响[7]。

夜尿症的病因和病理生理机制复杂[8]，涉及以下方面。

**1. 总尿量增加**　多尿症患者日间和夜间均存在尿量增多，常见病因有糖尿病、尿崩症、原发性烦渴症等[3]；一些药物也可以引起多尿（如皮质醇、β - 肾上腺受体拮抗剂、甲状腺素、抗抑郁药、抗癫痫药等）。

**2. 夜间尿量增多**　精氨酸升压素（arginine vasopressin，AVP），

即抗利尿激素（antidiuretic hormone，ADH）是维持人体内正常渗透压的重要因素。AVP 主要通过位于肾集合管上的 V2 受体起作用，其激活后使水的重吸收增加，减少尿液的生成[9]。AVP 有昼夜节律变化，一般在凌晨 4 点达到顶峰，是日间的 9 倍，而有些夜尿症患者丧失了这种节律[10]。视交叉上核是人体的中枢生物钟，它的兴奋性与睡眠中 AVP 分泌有关。女性对于 AVP 更敏感，更易发生低钠血症[11]。因此，在临床应用去氨升压素（desmopressin，DDAVP）时，女性的治疗窗更窄[12]。

**3. 功能膀胱容量减少**　病因包括膀胱过度活动症（OAB）、良性前列腺增生（BPH）、间质性膀胱炎 / 膀胱疼痛综合征、神经源性膀胱等，均可导致功能膀胱容量减少。有些药物也可产生此作用（如氯胺酮、膀胱灌注化疗药物等）[3]。

**4. 睡眠障碍或紊乱**　失眠症、睡眠呼吸暂停、发作性嗜睡病、周期性腿动、唤醒障碍等原发性睡眠紊乱可以引起夜尿症。心力衰竭、慢性阻塞性肺病、内分泌失调、神经系统疾病等也可产生睡眠障碍，进而导致夜尿症。阻塞性睡眠呼吸暂停（obstructive sleep apnea，OSA）可造成缺氧诱导的肺血管收缩，增加右心房压力并刺激心房肌肉细胞分泌心房钠尿肽，刺激肾排泄 $Na^+$ 和水、抑制 ADH 的分泌，引起夜间尿量增多。

**5. 混合因素**　包括上述多种原因，常见于老年、合并心脑血管疾病及服用相关药物的患者。

## 二、夜尿症的诊断与鉴别诊断

### （一）病史询问

本共识推荐着重询问以下内容：下尿路症状、是否服用引起夜间多尿的药物、是否存在睡前饮水过多、是否有睡眠障碍，以及是否合并内科疾病（如充血性心力衰竭、OSA、哮喘、慢性阻塞性肺病、糖尿病、甲状腺疾病等）、神经系统疾病（如帕金森病等）、妇科病（如子宫脱垂等）、精神病（如焦虑症、抑郁症等）[13]。

## （二）查体

除常规查体外，本共识推荐注重以下检查，如：体重、腰围及血压；心脏及呼吸系统检查；下肢足踝关节检查了解水肿情况；耻骨上区触诊了解是否有尿潴留；男性患者行直肠指检了解前列腺情况，女性患者行盆底检查了解子宫脱垂及其他妇科疾病。

## （三）排尿日记及其他量表

排尿日记或频量表（frequency-volume chart，FVC）作为夜尿症诊断与鉴别诊断的重要工具，本共识推荐连续记录 72 h，并计算下列参数[14]：①夜间排尿量（nocturnal urine volume，NUV），每夜排尿的总量，包括晨起第 1 次排尿量；②夜间排尿次数，从入睡后到晨起醒来的排尿次数，晨起第 1 次排尿不计入夜尿次数；③夜间多尿指数（nocturnal polyuria index，NPi），NPi ＝ NUV/24 h 尿量 ×100%；④夜尿指数（nocturia index，Ni），Ni ＝夜间尿量 / 最大排尿量；⑤预测的夜尿次数（predicted number of nightly voids，PNV），PNV ＝ Ni － 1；⑥实际的夜尿次数（actual number of nightly voids，ANV）；⑦夜间膀胱容量指数（nocturnal bladder capacity index，NBCi），NBCi ＝ ANV － PNV。

当 24 h 尿量 ＞ 40 ml/kg 时诊断为多尿症，NPi ＞ 33%（≥ 65 岁）、＞ 25%（＞ 35 岁且＜ 65 岁）或＞ 20%（≤ 35 岁）时诊断为夜间多尿，NBCi ＞ 0 时诊断为夜间膀胱容量下降[14-15]。符合多尿症标准的患者应鉴别容积性多尿（如糖尿病）或尿崩症。怀疑存在睡眠障碍或紊乱者，应进一步行睡眠相关检查：如睡眠时间、夜间清醒时间、夜间睡眠质量、第一睡眠周期时间（入睡到第 1 次觉醒排尿的时间）等，必要时行睡眠脑电图等特殊检查。

本共识推荐使用 OAB 症状评分（OAB symptom score，OABSS）、国际前列腺症状评分（IPSS）评估夜尿症患者伴随的下尿路症状；使用膀胱感知状态量表（perception of bladder condition，PPBC）、夜尿症生活质量问卷调查表（nocturia quality of life questionnaire，N-QoL）评估患者的生活质量[16]；使用 Berlin 问卷调查表评估睡眠障碍[17]。

### （四）辅助检查

**1. 实验室检查** 在常规检查基础上（尿常规、尿培养、肝肾功能、血糖、血电解质），本共识推荐监测血、尿渗透压变化。正常人血浆 AVP 为 2.3 ～ 7.4 pmol/L。

**2. 影像学检查** 首选泌尿系超声检查，结果异常时可根据情况行泌尿系 CT 和（或）MRI 检查。头颅 MRI 可协助诊断神经系统疾病，如蝶鞍上肿瘤等所致的继发性尿崩症。

**3. 泌尿专科检查** 对有排尿困难症状者，本共识推荐患者先行尿流率、残余尿等检查，必要时行有创尿动力学检查。

## 三、治疗

本共识推荐将改变生活方式作为基础治疗，根据疗效及不同病因选择药物或外科治疗。

### （一）改变生活方式

①限制饮水，睡前限制液体摄入，特别是酒精或咖啡；②提高睡眠质量；③注意夜间保暖，增加皮肤血供，减少尿液产生；④适度运动、抬高下肢，以减少水潴留；⑤ OAB 患者进行膀胱功能训练，如延迟排尿等；⑥盆底功能锻炼；⑦睡前尽可能排空膀胱，某些患者可在睡前行间歇导尿或留置尿管。

### （二）药物治疗

**1. α 受体阻滞剂** α 受体阻滞剂能降低膀胱出口的阻力、减少残余尿量，从而降低排尿次数。应注意眩晕、低血压等不良反应。常用的 α 受体阻滞剂包括坦索罗辛、多沙唑嗪、特拉唑嗪、赛洛多辛等。对合并膀胱出口梗阻（BOO）的夜尿症患者推荐使用。

**2. M 受体阻滞剂** M 受体阻滞剂可以通过抑制逼尿肌过度活动（detrusor overactivity，DO）、降低尿急程度来增加功能膀胱容量，适用于夜间膀胱容量减小的患者。应注意口干、便秘、排尿困难等不良反应。常用的 M 受体阻滞剂包括索利那新、托特罗定等。对合并 OAB 的夜尿症患者推荐使用。

**3. ADH** 目前临床常用的 ADH 是人工合成的 DDAVP，可以明显减少夜尿总量（减少 0.6 ~ 0.8 ml/min），减少夜间排尿次数（减少 0.8 ~ 1.3 次），延长夜间首次排尿的时间（延长 1.6 ~ 2.1 h），减少夜尿占全天尿量的百分比[18]。DDAVP 可用于治疗夜间尿量增多、膀胱容量减小、排尿次数增多的成年夜尿症患者，在合并夜尿症的 BPH 患者中效果明显。DDAVP 治疗夜尿症的疗效不受年龄影响。DDAVP 片剂起始安全用量为男性 0.1 mg，每天 1 次；女性 0.05 mg，每天 1 次，可根据患者的疗效调整剂量。对以夜间多尿为主的夜尿症患者推荐优先使用。

DDAVP 的不良反应：最主要的是低钠血症[19]；其他少见的如头晕、乏力、头痛、恶心、腹泻、腹痛等。不良反应的发生多与患者的年龄、性别、基础血钠浓度、肾功能状态、血红蛋白水平、心功能状态等有关[20]。

高龄且基础血钠浓度偏低的患者，低钠血症发生率较高，应慎用[19]，推荐采用以下方法加以预防：严格限制夜间饮水[21]；监测血钠浓度，从用药后 3 d 开始，连续 2 周、每周 1 次，以后每 1 ~ 2 个月定期复查；若血钠浓度低于正常值范围，建议停药，停药后不良反应大多可自行减轻或消失[22]。

**4. 利尿剂** 利尿剂作为治疗夜尿症的可选方案。利尿剂在给药后 2 h 起效，4 ~ 6 h 达峰值，持续时间为 6 ~ 12 h[23]。常用的利尿剂有氢氯噻嗪、呋塞米等，推荐上午使用。

**5. 药物联合治疗** α 受体阻滞剂联合 M 受体阻滞剂可减少 BPH 合并 OAB 患者的夜尿次数[24]；氢氯噻嗪联合特拉唑嗪可使近 30% 患者的夜间排尿次数减少 50% 以上[25]。

**6. 其他药物** 非甾体抗炎药（nonsteroidal anti-inflammatory drugs，NSAIDs）对于治疗伴有 BPH 的难治性夜尿症患者有效[26]，常用的 NSAIDs 包括塞来昔布、洛索洛芬等。褪黑素的分泌与夜尿症状明显呈负相关，提高内源性褪黑素水平可能是一种预防和治疗夜尿症的方法[27]。常用的褪黑素为美拉通宁。

## （三）外科治疗

对于某些调整生活方式及药物治疗效果不佳或有明确手术指征的患者，可给予恰当的外科治疗：存在因 BPH 导致 BOO 的夜尿症患者可行经尿道前列腺切除术（TURP）；存在 DO 的患者可行逼尿肌 A 型肉毒毒素（BTX-A）注射或骶神经调节（SNM）；存在膀胱挛缩的患者可行膀胱扩大术或尿流改道术。

## 四、疗效评估及随访

本共识推荐使用夜间排尿次数、第一睡眠周期时间作为疗效评估指标。随访中也要关注患者伴随疾病的变化，可能需要随时调整治疗方案。评估多以无创性方法为主，特别要注意药物可能出现的不良反应，详见治疗章节。夜尿症诊疗流程见附录 2。

执笔专家：王建业、廖利民、许克新、张耀光、张帆、张勇、肖云翔、田晓军、宋勇、果宏峰、赵继懋、张进生、黄钟明、张鹏、詹胜利、贾春松

参与讨论和审定专家（按单位汉语拼音排序）：北京大学第三医院（田晓军），北京大学第一医院（肖云翔），北京大学人民医院（许克新），北京大学首钢医院（果宏峰），北京医院（张耀光、王建业），广州市第一人民医院（谢克基），解放军第三〇九医院（詹胜利），解放军总医院（宋勇），山西医科大学第一医院（王东文），上海长海医院（许传亮），上海交通大学医学院附属仁济医院（冷静），首都医科大学附属北京朝阳医院（张鹏），首都医科大学附属北京天坛医院（张勇），首都医科大学附属北京同仁医院（王伟），首都医科大学附属北京友谊医院（赵继懋），首都医科大学附属复兴医院（张进生），首都医科大学宣武医院（贾春松），中国康复研究中心北京博爱医院（张帆、廖利民），中国医学科学院北京协和医院（黄钟明）

## 参考文献

［1］Abrams P，Cardozo L，Fall M，et al. The standardization of terminology of lower urinary tract function: report from the Standardization Sub-committee of the International Continence Society [J]. Neurourol Urodyn, 2002, 21: 167-178.

[2] Marshall S D, Raskolnikov D, Blanker M H, et al. Nocturia: current levels of evidence and recommendations from the international consultation on male lower urinary tract symptoms [J]. Urology, 2015, 85: 1291-1299.

[3] Gulur D M, Mevcha A M, Drake M J. Nocturia as a manifestation of systemic disease [J]. BJU Int, 2011, 107: 702-713.

[4] Wang Y, Hu H, Xu K, et al. Prevalence, risk factors, and symptom bother of nocturia: a population-based survey in China [J]. World J Urol, 2015, 33: 677-683.

[5] 许克新. 夜尿症的诊治 [J]. 现代泌尿外科杂志, 2014, 19: 6-9.

[6] Weiss J P, Blalvas J G, Bliwise D L, et al. The evaluation and treatment of nocturia: a consensus statement [J]. BJU Int, 2011, 108: 6-21.

[7] 张亚群, 刘明, 王建业, 等. 老年良性前列腺增生夜尿病因分类和相关因素分析 [J]. 中华老年医学杂志, 2010, 29: 884-887.

[8] Cornu J N, Abrams P, Chapple C R, et al. A contemporary assessment of nocturia: definition, epidemiology, pathophysiology, and management-a systematic review and meta-analysis [J]. Eur Urol, 2012, 62: 877-890.

[9] Zuber A M, Singer D, Penninger J M, et al. Increased renal responsiveness to vasopressin and enhanced V2 receptor signaling in RGS2-/-mice [J]. J Am Soc Nephrol, 2007, 18: 1672-1678.

[10] Hvistendahl G M, Frøkiaer J, Nielsen S, et al. Gender differences in nighttime plasma arginine vasopressin and delayed compensatory urine output in the elderly population after desmopressin [J]. J Urol, 2007, 178: 2671-2676.

[11] Liu J, Sharma N, Zheng W, et al. Sex differences in vasopressin V2 receptor expression and vasopressin-induced antidiuresis [J]. Am J Physiol Renal Physiol, 2011, 300: 433-440.

[12] Juul K V, Klein B M, Sandstiöm R, et al. Gender difference in antidiuretic response to desmopressin [J]. Am J Physiol Renal Physiol, 2011, 300: 1116-1122.

[13] Barkin J. Nocturia: diagnosis and management for the primary care physicians [J]. Can J Urol, 2016, 23 (1 Suppl 1): 16-19.

[14] Weiss J P. Nocturia: "do the math" [J]. J Urol, 2006, 175: S16-18.

[15] Hashim H, Abrams P. Nocturia [M]. Oxford: Oxford University Press, 2015.

[16] Yu H J, Chen F Y, Huang P C, et al. Impact of nocturia on symptomspecific

quality of life among community-dwelling adults aged 40 years and olderf[ J ]. Urology, 2006, 67: 713-718.

[ 17 ] Yamamoto U, Nishizaka M, Yoshimura C, et al. Prevalence of sleep disordered breathing among patients with nocturia at a urology clinic [ J ]. Intern Med, 2016, 55: 901-915.

[ 18 ] van Kerrebroeck P, Rezapour M, Cortesse A, et al. Desmopressin in the treatment of nocturia: a double-blind, placebo controlled study [ J ]. Eur Urol, 2007, 52: 221-229.

[ 19 ] Rembratt A, Riis A, Norgaard J P. Desmopressin treatment in nocturia: an analysis of risk factors for hyponatremia [ J ]. Neurourol Urodyn, 2006, 25: 105-109.

[ 20 ] Juul K V, Malmberg A, van der Meulen E, et al. Low-dose desmopressin combined with serum sodium monitoring can prevent clinically significant hyponatraemia in patients treated for nocturia [ J ]. BJU Int, 2017, 119: 776-784.

[ 21 ] Rembratt A, Norgaard J P, Andersson K E. Desmopressin in elderly patients with nocturia: short-term safety and effects on urine output, sleep and voiding patterns [ J ]. BJU Int, 2003, 91: 642-646.

[ 22 ] 王伟, 闫伟, 张光银, 等. 小剂量口服醋酸去氨加压素治疗老年女性夜间尿量增多型夜尿的临床分析 [ J ]. 中华泌尿外科杂志, 2012, 33: 536-539.

[ 23 ] Cho M C, Ku J H, Paick J S. Alpha-blocker plus diuretic combination therapy as second-line treatment for nocturia in men with LUTS: a pilot study [ J ]. Urology, 2009, 73: 549-553.

[ 24 ] Kaplan S A, Gonzalez R R, Te A E. Combination of alfuzosin and sildenafil is superior to monotherapy in treating lower urinary tract symptoms and erectile dysfunction [ J ]. Eur Urol, 2007, 51: 1717-1723.

[ 25 ] Kawahara T, Morita S, Ito H, et al. Ramelteon combined with an al-blocker decreases nocturia in men with benign prostatic hyperplasia [ J ]. BMC Urol, 2013, 13: 30.

[ 26 ] Okada S, Watanabe H, Kojima Y, et al. Loxoprofen sodium treatment for elderly men with refractory nocturia: effect on nighttime urine production[ J ]. Int J Urol, 2008, 15: 462-464.

[ 27 ] Obayashi K, Saeki K, Kurumatani N, et al. Association between melatonin secretion and nocturia in elderly individuals: a crosssectional study of the HEUO-KYO cohort [ J ]. J Urol, 2014, 191: 1816-1821.

# 附录2
# 夜尿症诊治流程图

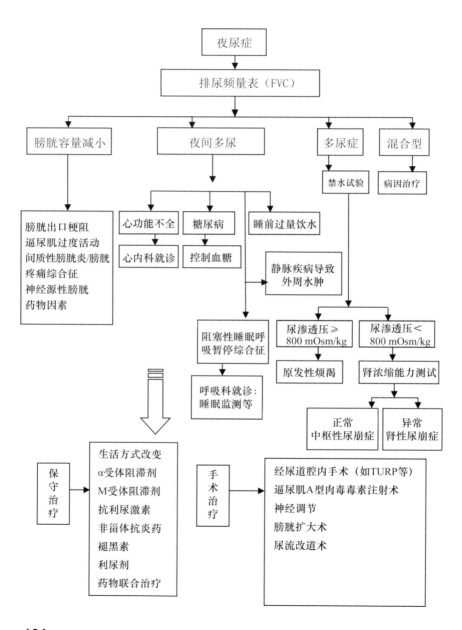